嚴浩食療

你食得健康嗎？

嚴浩 編著

自序

這本書中的內容含括不少熱門健康話題，大部分分享的內容，在有可能下，都通過實戰或者求證，這是筆者撰寫健康文章的特色，求證很花費時間與精力，但也從來不敢絲毫造次。

書中部分文章點題：

· 五歲定八十？

這個世界上獨一無二的「自我控制」研究，追蹤了逾一千人的生命，從出生一直到壯年。結論：如果孩子在五歲已經無法控制地迷上電視、手機、遊戲機、垃圾食物、汽水，長大成人以後，很難有事業，賺錢不多，有各種病，健康不會好，容易藥物或者煙酒上癮，而且還容易進監獄，不分富裕家庭或者貧窮家庭，結果都一樣。

·我家寶寶兩、三個月的時候臉上長濕疹，有甚麼食療？

·寶寶一到夜裏就愛哭鬧，哭得父母心慌，唸咒語可以改善？「天惶惶，地惶惶，我家有個夜哭郎，過往行人唸三遍，一覺睡到大天亮……」

·女兒出世的第二個月後幾天，左眼皮上出現了一小片紅色斑，竟然不是胎記！

·根據世界上最受重視的醫學期刊《柳葉刀》：女性癡肥人口比男性多不是偶然，女性的生理結構比男性脆弱，不良飲食與生活習慣會嚴重影響雌激素，所以對女性造成的破壞比男性更大。深夜明亮的燈光會減低女性體內褪黑激素的分泌和增加雌激素的水平，這使得夜班工作的女性罹患乳癌的機率增加。有位年輕讀者得了乳癌，她飲食健康，經常運動，並非夜班工作者；但是她晚上睡覺必須開燈，長年如此。如此種種，只在大陸一地，癡肥女性人口比男性竟然多出超過300萬，差不多是香港人口的一半！

·習慣晚睡、睡眠不好，讓年輕人變得性早衰。

·甚麼樣的生活習慣令人想吃更多的甜食，愈來愈多的女童也因此性早熟？這種人也會愈來愈肥，因為脂肪消耗減少20%。

・愛吃甜食容易骨折？不單止兒童，老年人也是受影響最嚴重的群體。我的大姐、大哥，都因為嗜糖，最終沒能逃過髖骨骨折的命運。

・中大醫學院公布：全球有44億人感染幽門螺旋菌，香港有半數人感染。這種菌證實有可能惡化成癌症，抗生素已經無效？

・世上沒有完美醫學，自然療法如何在這方面作出具體貢獻，填補主流醫學的空白？

・大多數幽門螺旋菌患者在童年12歲前感染，那是成年以前，理應生活在家人的愛護中，為甚麼反而成為高危一族，而且可能終身帶菌？

・如果大便有血不是痔瘡？在香港大腸癌是第二號殺手，有沒有查證有效的食療？

・香港人肝火旺有道理？跨國調查已證明：香港勞動市民是人類社會中工時最長、最辛苦的一群，有薪年假卻少了六天！肝火旺有食療嗎？

・如何改善吃腦一族頭昏腦脹、心情煩躁、睡眠質量不好、憂鬱……

・很多女人貧血，其實男人一樣貧血！根據香港紅十字會輸血服務中心公佈的資料，鐵質吸收不足引起的貧血竟是現代人的流行病，尤其是香港，情況遠較歐美國家嚴重！有甚麼證實有效的補血食物？

·脫髮的原因大致有四種，關鍵都是缺乏一種維他命。

·心臟病突發有自救寶笈。

·流行感冒惡化到肺炎就有生命危險，國外醫學實驗發現天然精油可對抗超級抗藥細菌！

·踩單車改善柏金遜與癲癇症，而且有憑有據。

《你食得健康嗎？》是一本有趣也實用的健康寶典，只需要輕微調整一下平時的飲食內容與生活方式，就一天比一天健康起來。

目錄

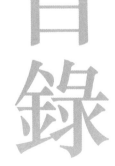

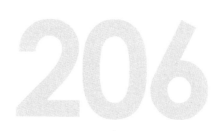

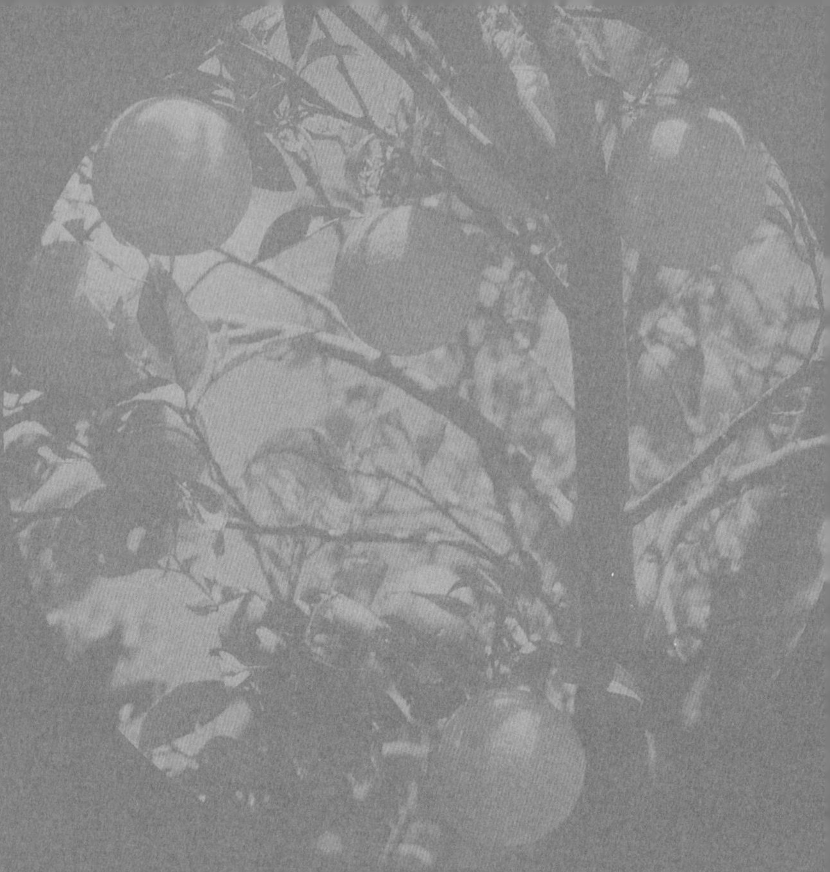

Part 1

天然抗流感

人類最古老的病

天生天養抗流感

香港流感肆虐，公立醫院急症室於7月16日的求診數字達6,291人次，公立醫院的病床佔用率全部超過100%，個別更達130%。食物及衛生局局長表示，未知高峰期何時完結。衛生防護中心兩個月錄得超過200人死於流感。

感冒大概是人類最古老的病。大自然有沒有抗流感的食療？早在2009年，美國和澳洲的流感防禦研究專家，已推薦大家把蒜頭切碎了生吃來提高免疫力。建議將大蒜剁成泥後，與空氣接觸十五分鐘，混合一湯匙蕎麥蜂蜜加溫水飲用，蕎麥蜜糖是極強的天然抗生素。不過，蒜頭的臭和辣很難成為每天的食療，補救方法就是用歐洲民間「秘方」辟除臭和辣的天然無添加蒜頭水，由「食療主義」引進到香港，已經與社會互動超過三年，口碑正面。

蕎麥蜂蜜被我引進香港的時間更長。洋蔥也有極高的提升抗體作用，把生洋蔥剁成醬，蘋果切成粒，加進一湯匙橄欖油，再加一些蕎麥蜜糖，醬油調味，當沙律吃。

椰子油可以對抗侵犯肺功能的病毒，澳洲的研究人員發現，椰子油抗流感的功效比較好，雜誌《澳大利亞人》在重要版面刊登了關於椰子油的食用功效。蜂膠是強力天然抗生素，「食療主義」引進了歐洲一系列的蜂蜜產品，它可以提升呼吸系統抵抗力，譬如安放在臥室的蜂膠噴散器等。益生菌當然每天都應該服用。

此外還建議使用「生物共振」的能量平衡療程。特別容易得病的一群，可以考慮將「生物共振」儀器租回家，更頻密地做能量平衡治療，針對性調理上呼吸系統以及其他需要調理的器官；以後每隔一個月回去「食療主義」測試一次，按照健康的進度更新電腦程序。

椰子油可以對抗侵犯肺功能的病毒，抗流感的功效比較好。蜂膠是強力天然抗生素。益生菌當然每天都應該服用。

出盡法寶抗流感

颱風季節有兩個氣候，當風的地域自然風雨交加，風暴外圍叫「下沉氣流」，反而天氣酷熱，風勢微弱，香港最近的氣候正是這樣。

根據香港天文台的資料：「下沉氣流不利空氣污染物擴散，多區的主要空氣污染物，包括二氧化氮、臭氧、PM2.5、PM10、二氧化硫和一氧化碳的濃度……」

這樣的氣候又遇上流感季節，患感冒的人數愈來愈多，自從五月開始，兩個月已經有超過百人死於流感。政府督促市民打預防針，但世界上沒有一種預防針可以抵擋千百種不同品種的細菌。香港醫管局《中醫動》網站提醒，預防流感應避免淋雨或過度疲勞，減少到公共場所的活動，作息定時，飲食有節，保持心境平靜，飲食方面宜清淡，保持腸胃暢通，少吃煎炸辛熱、冷飲及肥膩食物。《中醫動》更針對不同體質人士，提供五個茶療、兩個小藥膳，並教大家按三個穴位，有助預防感冒。

預防流感應該「飲食方面宜清淡，保持胃腸清靈」，這句話如雷貫耳。早前與家人歎茶，以為偶然放縱無傷大雅，飲茶灌水食到幾乎斷氣，未到黃昏已經覺得身體忽冷忽熱，噁心想嘔，晚餐後多吃兩粒C字頭的益生菌，加一支藿香正氣水，做「生物共振」中加強免疫系統的調理，一覺睡到天亮，不舒服的徵狀完全消失。

生物共振通過恢復細胞的生命韻律以恢復下降的免疫力，有針對多種徵狀的功能，譬如當空氣中的臭氧影響呼吸系統的健康，生物共振可以做針對性的調整。

我介紹過好幾樣有效提升呼吸系統抗體的天然產品，譬如蜂膠乳香噴鼻劑，還有噴喉劑、蜂膠丸等。「小蜜蜂」是放在臥室中的蜂膠擴散器，蜂膠有強力的殺菌作用。

生物共振通過恢復細胞的生命韻律以恢復下降的免疫力，有針對多種徵狀的功能，譬如當空氣中的臭氧影響呼吸系統的健康，生物共振可以做針對性的調整。

醫管局防感冒妙方

香港醫管局《中醫動》網站針對不同體質人士，提供四個茶療、兩個小藥膳，並教大家按三個穴位，有助預防感冒。需要在中醫的指導下服用。

每周服用兩至三次，流感高峰期每周服用三至五次。不可長期過量服用。

四茶療：

一、體質平和：菊花三克、薄荷三克、蘇葉三克（沸水一杯浸泡代茶）。

二、體質偏熱（經常感到身體發熱）：桑葉三克、菊花三克、蘆根十克（沸水一杯浸泡代茶）。

三、體質濕熱（身體發熱、身體痠軟、消化不良）：赤小豆十五克、綠豆十五克（清水兩碗煲成一碗、溫服）。

四、體質偏濕（容易出暗瘡、疲倦、大便黏稠）：白扁豆九克、木棉花十二克、生薏米二十克（清水兩碗煲成一碗、溫服）。

兩小藥膳：

一、體質偏熱：鮮魚腥草三十至六十克。

二、體質濕熱：鮮馬齒莧三十至六十克。

兩種藥膳的製作方法一樣：開水焯熟後（不用煮），蒜汁加醋涼拌或蘸醬吃。

按三穴位抗感冒：

一、足三里：在小腿外側，外膝眼下三吋（約四指平排距離）。按摩手法：以拇指按穴位，慢慢揉動，再用另一隻手點揉另一側，每天持續。

二、風池穴：在頸後枕骨的下緣，距離耳朵後部約兩個手指寬的一凹陷處。按摩手法：兩手拇指點住風池穴，用指頭用力揉動數十次。

三、大椎穴：在頸後正中，一個較大的骨頭（即第七節頸椎）凸起的下緣。按摩手法：用一手食、中兩指，用力按住大椎穴，揉動數十次。（如身體感到不適，應立即停止。）（資料來源：醫院管理局《中醫動》）

茶療和藥膳有助預防感冒，但需要注意自己是甚麼體質。

你今年會服用抗生素嗎？

中秋都過了，隨着氣候轉變又進入流感季節，今年萬一感冒，你會服用抗生素嗎？

「我今年60歲了，希望退休前為香港做最後一件事，就是抗生素。」這是袁國勇教授在他其中一次的訪問中表達的心聲，他就是抗菌素耐藥性專家委員會主席、香港大學微生物學講座教授袁國勇。

醫生與市民自己濫用抗生素的情況嚴重，衞生署在2016/17年向1,200人調查，49%表示過去一年曾使用抗生素，高於2011年的34.6%。

袁教授表示：「這等於700萬人中有200多萬人服用抗生素！大部分人可能只有呼吸道感染，真正需要服用抗生素的可能只是其中的十分之一！」

2016年，袁教授在主持的一個研討會上已經指出：「本港的抗藥性問題已到了頗嚴重的程度，例如耐藥性金黃葡萄球菌，抗藥性是美國的五倍！本港醫生處方過多抗生素，七成醫生不論是喉嚨病或傷風咳嗽也會處方，亦沒有做微生物測試。」

但市民自己也迷信抗生素，根據衞生署在2011/12年的研究報告，發現過去的12個月中，有差不多三分之一的香港人曾經服用抗生素，其中有百分之二的人甚至未經醫生處方，自行在藥房買到抗生素，約有六萬人無經醫生處方買抗生素。這是2011年的統計！

是誰為市民洗腦，以為抗生素是抗病的靈丹妙藥？我也曾經被洗腦，從前我也曾經因為感冒去看醫生，醫生必定開抗生素，並且強調：「抗生素一定要服食七至十四日療程，否則無效。」抗生素的崇高以及不可挑戰的地位就此深入全民大腦。其實呢？（待續）

「這等於700萬人中有200多萬人服用抗生素！大部分人可能只有呼吸道感染，真正需要服用抗生素的可能只是其中的十分之一！」

抗生素演變成殺手大曝光

從前我在感冒的時候去看醫生，醫生開抗生素，而且叮囑：「抗生素一定要服食七至十四日療程，否則無效。」但抗菌素耐藥性專家委員會主席、香港大學微生物學系講座教授袁國勇最近指出：「其實與服用三至五日的效用分別不大，醫生應按病人的情況用藥。」

袁教授指出更令人不安的事實是：「真的因為細菌感染的感冒機會只有百分之十，有百分之九十服用抗生素療程其實完全不需要！」

袁教授強調，如果濫用抗生素的情況持續，抗藥性的問題會愈來愈嚴重，病人將來會「無藥可用」。他也提出警告：「服用抗生素會殺死體內正常的細菌，長遠可能引起肥胖，引起慢性腸炎，甚至糖尿病等問題。」

甚麼叫抗藥性？抗生素殺菌好壞菌通殺，沒有選擇性，當濫用抗生素，人體中的好菌死傷枕藉，沒有被殺絕的有害細菌為了生存，竟然懂得變種，變成抗藥性細菌，又叫做超級細菌，與科幻電影十分相似！抗藥現象就此逐漸成為新的流行病，世界衞生組織指出，每年死在抗藥現象上有70萬人；到了2050年，因為抗藥現象而死的人，每年會高達1,000萬！

袁教授指出：「超級細菌在人體的大腸道繼續繁殖，一旦有傷口，例如盲腸或者大腸手術，傷口就有機會出現細菌感染，引起腹膜炎而死亡。如果身有這種超級細菌的人住院，有可能感染其他病人。化療病人有可能因為白血球低發高燒而需要服用抗生素，但如果病人帶有超級細菌，抗生素可能頭兩三次有用，最終還是不敵超級細菌，引起細菌入血，導致壞血症而死亡。」

袁教授自己多年來，只有一次為病人做盲腸手術用過抗生素。（待續）

抗生素殺菌好壞菌通殺，沒有選擇性，當濫用抗生素，人體中的好菌死傷枕藉，沒有被殺絕的有害細菌為了生存，竟然懂得變種，變成抗藥性細菌，又叫做超級細菌，與科幻電影十分相似！

世上有沒有天然抗生素？

袁教授提出除了政府應該監控濫用抗生素的現象，市民自己也應該自救：「香港約四成醫生在公營醫療系統，其餘都是私家醫生，政府難以監察醫生處方抗生素情況，已經建議政府推廣市民看醫生後拍下藥袋及藥名，再電郵給衞生署記錄。」

除了醫生和市民自己濫用抗生素，飼養業也一樣濫藥，譬如牛、豬、雞、鴨、水產等，袁教授指出：「衞生署在今年三至八月抽驗500個即食食品樣本，包括魚生、生蠔等，結果37個樣本發現含有抗藥細菌。」

動物吃大量抗生素，譬如大閘蟹，結果細菌演變成超級細菌：「傷風感冒看醫生，他開抗生素，抗生素殺死正常微生物，腸道中的地盤空出來，當你吃魚生，超級細菌就來進駐腸道。」

美國有八成抗生素用在食用動物上，中國的飼養業也濫用抗生素。根據百度，中國是濫用抗生素問題最嚴重的國家之一，在醫療系統，高達80%

以上屬於濫用，每年因抗生素濫用而導致增加800億元醫療費用，同時致使80,000病人有不良反應死亡。

無線財經台有一個訪問我的節目，在現場空閒的時候，訪問者李小姐Lorine問我「食療主義」的蒜頭水和普通生蒜頭粒的分別，事緣我推薦蒜頭水與蜜蜂產品是天然最強的抗生素。蒜頭是地球上最古老的抗細菌、抗病毒食物，但因為辣與臭味，可以堅持每天吃的人不多，老人、女性和孩子可能更難適應，但天然特製的蒜頭水就沒有這個問題。另外，腸道是人類最重要的抗擊細菌與病毒基地，所以保證腸道益生菌的健康是第一重要。

蒜頭、蜜蜂產品、益生菌在流感季節能有效增加身體的抵抗力，但要配合多喝水、早睡、適當運動、不暴飲暴食、多吃新鮮蔬菜和水果、少肉、要保暖、保持空氣流通、保持心情開朗，才能達到最佳效果。

蒜頭是地球上最古老的抗細菌、抗病毒食物，但因為辣與臭味，可以堅持每天吃的人不多，老人、女性和孩子可能更難適應，但天然特製的蒜頭水就沒有這個問題。

對付流感有多少籌碼？

媒體向我查詢有關打流感疫苗的看法，其實社會已經對這個問題有很多認識，譬如流感的細菌多過一種，打流感疫苗只可以針對其中一種，但連專家都無法在事前知道來襲的細菌將會是A還是B。

根據2018年1月台灣「國防疫學會秘書長」、資深臨床醫師王任賢先生的文章，現代的流感變種了，而且在加速的變，反映在：一是不按季節出現，二是不退燒，而不退燒的後果就是出現更多的流感重症。

如何猜對每年都在變的流感病毒株？世界衛生組織規定各家流感疫苗廠當季的疫苗株都必須由世界衛生組織提供，也就是世衛組織概括承擔了疫苗猜對與猜錯的責任。但是世衛組織預測準確度僅50%上下，跟小學生不看書答是非題的平均分數一樣。「原因在於以前世衛組織老存在從歐美看天下的概念，由歐美病毒來預測世界病毒。其實流感病毒多起於亞洲，再擴散到歐美的，世衛組織在幾年前加入北京的監測點後，現在準得多了，大概可以及格。但是猜錯仍時有所聞。」

疫苗沒猜準，還要打針嗎？如果是新型流感或是禽流感，死亡率很高，猜錯肯定沒有好下場，但這是假想狀況，現實不會出現，因為新流感或禽流感來時都只有一個病毒株，不會變的，世衛組織也不會給錯的。

社會推行的流感疫苗，效果在誘導身體的免疫系統去認識某些需要抗鬥的細菌，就是說只起到「點相」的效果而非創造免疫力，如果不幸「點錯相」，那就對不起了，希望下次幸運一點。專家認為，即使打了世衛組織猜錯的疫苗影響也不大，所以仍然值得推廣，因為：「畢竟我們對付流感，手中的籌碼實在不多，別輕易捨棄了我們僅有的武器。」

下文我們試試追尋其他的對付流感籌碼。(待續)

社會推行的流感疫苗，效果在誘導身體的免疫系統去認識某些需要抗鬥的細菌，就是說只起到「點相」的效果而非創造免疫力，如果不幸「點錯相」，那就對不起了，希望下次幸運一點。

一、二、三，抗流感！

原則上提升了免疫系統的防禦力，抗流感的能力也自然加強。讓免疫系統健康是每個地球人都必須自己做的功課，沒有一種藥可以為你恢復免疫系統，這百分之百依靠大自然為我們準備的藥櫥。

以下介紹一系列方法，排名不分先後：

一、空氣消毒，適合封閉的、空氣不流通的室內。「食療主義」從意大利進口的「蜂膠負離子擴散器」已進入社會三年，口碑正面，把擴散器放在臥室、客廳、辦公室、學校班房和車中，可以殺掉空氣中的細菌。蜂膠眾所周知是天然重量級的細菌殺手，這個蜂膠擴散器的其中一個被確認的實驗是在意大利一家小學課室裏做的，連續將負離子與霧化的蜂膠擴散三天後，空氣中減少超過70%的細菌。在充滿負離子的房間儼如置身樹林，生氣勃勃，情緒穩定；負離子還能中和帶正電荷的污染物，使它們沉降，從而淨化空氣。

二、精油預防肺部感染和肺炎。將天竺葵（*Geranium oil*）、茶樹油（*Tea*

tree oil）以相同分量混合，譬如各10滴，再加5毫升甜杏仁、椰子油或荷荷芭油作為底油，就成為「天茶組合」，可滴在毛巾上，放在聞得到的地方，或搽在手腕、太陽穴、鼻孔邊緣等部位，小童與嬰兒需要減少「天茶」精油濃度，兩歲以下一到兩滴。研究顯示可以有效殺死抗生素都難擊敗的上呼吸道惡菌。也可以做香薰效果，那就不需要底油，也毋須每天用，隔一、兩天用就夠了。

三、益生菌。人的一生是好菌和惡菌大戰的「一身」，好菌多，惡菌的勢力就退減，免疫系統就會強大。可能市面的商業性益生菌只有一種瑞典的ProBion通過人體臨床實驗，證明可以直達大腸發揮功效。（待續）

在充滿負離子的房間儼如置身樹林，生氣勃勃，情緒穩定；負離子還能中和帶正電荷的污染物，使它們沉降，從而淨化空氣。

流感必勝，健康必敗？

在繼續分享大自然抗流感藥櫥之前必須一再強調，以下的一個飲食習慣最不為人重視，但只有一個結果：惡菌必勝！健康必敗！

這個飲食習慣就是日復日地攝取高糖、高鹽的食物！身體沒有機會處理和排出過多的糖和鹽，後果是進入血管，血管中有過剩的糖和鹽，血液變得濃稠混濁，細胞的生存環境惡化，細胞中的水份逐漸消失，最後細胞連製造能量的氣力都沒有。這樣的身體有甚麼辦法具有足夠的能力抗流感？可惜這種高鹽、高糖的飲食正是現代人每天、每頓的食物。現代的流感已經變種，而且在加速的變，責任除了醫生和民間都習慣濫用抗生素，以致養出了超級細菌，其實我們習以為常的反基因濫吃濫喝也無法脱離關係！至於糖，根據專家的意見，更應該「畏懼甜如畏懼瘟疫」！

四、維他命C。當免疫力下降，細菌、病毒、黴菌和其他病菌即將入侵身體的當下，身體中的「國防戰士」白血球立即需要維他命C，它好比軍隊需子彈，當免疫系統受壓時，白血球需要的維他命C是平時的50倍！可惜身體中出現了內奸，這個內奸是我們平時不斷吃進去的糖所轉化成的葡萄糖（glucose）。奇怪的是，這種葡萄糖的化學結構與維他命C相似，白血球要補充維他命C時只能找到內奸葡萄糖，結果是擺明的，缺少彈藥的白血球肯定無法抵禦外侮，身體開始發炎，還有甚麼能力抵禦流感？

抗流感必須減少吃糖和鹽，多喝水，同時補充維他命C！還有五色蔬果裏的好多營養和抗氧化物質，都會提升我們的免疫力。

抗流感的食物還有蜂膠丸子、噴口腔用的蜂膠液體、歐洲蒜頭水、蕎麥蜂蜜，還有使用生物共振增加抵抗力的方法等等。（待續）

抗流感必須減少吃糖和鹽，多喝水，同時補充維他命C！還有五色蔬果裏的好多營養和抗氧化物質，都會提升我們的免疫力。

天然抗流感有很多籌碼

繼續天然抗流感話題。首先要避免高糖和高鹽食物，以防身體中細胞的水份被抽乾，造成細胞枯竭、免疫力下降。

重溫已分享過的方法：

一、在空氣不流通的室內使用經意大利實驗證實有效的「蜂膠負離子擴散器」做空氣淨化和免疫力的提升。

二、外用或吸入精油「天荼組合」（天竺葵、荼樹油）自我保護，預防在醫院或其他公眾地方感染上呼吸道病毒細菌等。

三、服用有臨床研究證實可直達大腸發揮功效的瑞典*ProBion*益生菌，增加身體抵抗力。

四、服用維他命C為白血球補充彈藥，當免疫系統受到攻擊時，白血球對維他命C的需要是平時的50倍！

活躍。

五、即使不覺得口乾也要多喝水，因喉嚨濕潤度降低，感冒菌就開始活躍。

六、適量服用維他命D。愈來愈多實驗證實維他命D有效抵抗感冒和流感病毒，患哮喘的兒童和成年人就更加需要。

七、蜂膠丸子及噴口腔和噴鼻用蜂膠液體。我已多次介紹蜂膠產品是強力的天然抗生素。「食療主義」的蜜蜂產品來自歐洲家庭式蜂農，代代相傳，注重品質。

八、瑞典蒜頭水，我已多次介紹這抗菌、抗病毒、增強抵抗力的產品。我常說，人一生是好菌和惡菌大戰的「一身」，惡菌魔軍分秒虎視眈眈，當控制了惡菌的數量，免疫系統就減少被圍困的危機。

九、非精煉椰子油（raw）外敷內服都有健康作用，可改善消化、提升免疫力，又可用來高溫煮食或直接加入食物中。眾多實驗都證明非精煉椰子油的中鏈脂肪酸容易轉化成能量，不會積聚為肥膏，不會成為血脂堵塞血管，而它的月桂酸更可有效抗禦多種病毒、細菌與黴毒。但不要錯服了精煉非冷榨椰子油，這才是引起血管堵塞的食物！最初曾用這種已變質的椰子油去做研究，造成了後來耽誤人健康的錯誤資訊。（待續）

眾多實驗都證明非精煉椰子油的中鏈脂肪酸容易轉化成能量，不會積聚為肥膏，不會成為血脂堵塞血管，而它的月桂酸更可有效抗禦多種病毒、細菌與黴毒。

抗流感的食物

有機冷榨（raw）椰子油可以對抗侵犯肺功能的病毒，抗流感功效比較好，是自然界其中一種最好的抗病毒和抗流感食物。

我們家每天早餐一定吃椰子油，已經連續超過五年，把滿滿一湯匙椰子油直接攪拌到小米粥或者雜糧粥、莧菜籽／藜麥粥，像我這樣大小的體積，我會加入一到兩湯匙椰子油。

雖然五年中還是會感冒，但徵狀不如以往般明顯；最明顯的是膝蓋痛基本消失了，從前走樓梯很痛苦，看電影最慘，捱過兩個小時的冷氣與呆坐之後，膝蓋痛得無法走路，站在戲院門口動不了。

椰子油中的月桂酸除了有強大殺病菌的作用外，還有很好的消炎作用。

我家的寶寶在五個月的時候開始吃固體補充品，我們在她的食物中加適量椰子油，從幾滴開始，到現在一歲了，椰子油加到一茶匙。

在寶寶的食物中加適當椰子油和益生菌（用「食療主義」的瑞典益生菌

丸子研磨成粉，從四分一粒開始逐漸增加到一粒），是我們為寶寶增加抵抗力的「秘密武器」。月桂酸是母乳中的重要成分，所以母乳有強大抗體作用，這是奶粉無法相比的。

月桂酸容易被身體消化，我每隔四到六個星期去「食療主義」做一次生物共振測試，測試身體需要的食物和營養，以及過多的、不需要的食物和營養，儀器總會發現這一段日子裏吃多了成為負擔的食物，有時候是奶製品，有時候是水果、咖啡、麵包、麵、堅果，甚至身體自己也會製作的酥油（Ghee）……唯獨我每天吃、吃了六年的椰子油，儀器從來沒有顯示需要暫停。當然，這只是我自己的經驗。

對抗流感的大自然恩物還有第十種：蕎麥蜂蜜，我已經連續推薦了幾年。蕎麥蜂蜜含有改善咳嗽的有效物質，在我引進香港之前，在世界上大部分地方蕎麥蜂蜜只做藥用。蕎麥蜂蜜還有改善哮喘的功效。（待續）

椰子油中的月桂酸除了有強大殺病菌的作用外，還有很好的消炎作用。

分享天然抗流感方法

蕎麥花蜜能紓緩喉嚨和分解氣管中的痰涎，還有殺菌功效。這種深顏色的蜂蜜比一般蜂蜜，特別是淺顏色的，含有更多維他命和礦物質，尤其是鐵質。

蕎麥花蜜的抗氧化作用是所有蜂蜜之首，由於它是原生（raw）的，所有養分都不會被加熱程序破壞。在美國頗有名氣的「Dr. Oz」建議：「每天服用一至兩茶匙蕎麥花蜜，直接食用或者加入溫水都行，可令你安然度過流感季節。」蕎麥花蜜甚至被推薦作為止咳水的替代物，因為它更有療效，也更安全，尤其是對六歲以下的小童（不足一歲的小童不可服用任何蜂蜜），臨睡前服用蕎麥花蜜的效果比任何止咳水都好。

根據 *The Archives of Pediatric and Adolescent Medicine* 報道，美國賓州大學醫學院的兒科醫生主持一項實驗，105 個患有上呼吸發炎引起咳嗽的孩子和少年被分成三組，一組沒有藥，一組服用一到兩茶匙蕎麥花蜜，一組服用一劑放了普通蜂蜜的美沙芬。結果，服用蕎麥花蜜的一組改善了睡眠、紓緩了咳嗽的頻繁和嚴重性。又根據2004年《小兒科雜誌》（*Pediatrics*），100個患有上呼吸道發炎的孩子，已咳嗽了平均超過三天，孩子們分別服用含有美沙芬的糖漿、含有抗組織胺劑（*Antihistamine*）的糖漿和不含西藥只含蜂蜜的水作為安慰劑。三組孩子的咳嗽都緩和了，但服用蜂蜜水的一組成績最好。

對抗流感的第十一種自然方法：生物共振。生物共振通過有益身心的頻率激發身體細胞的活力，幫助已經衰弱的細胞「做運動」，讓細胞恢復本來的活力頻率，最後恢復身體免疫系統的自癒能力。「食療主義」從德國引進生物共振儀器已超過三年，口碑正面，這儀器也有家用版，可以在家中使用，適合功課和活動都太忙的小朋友。

第十二種，在人多的地方請戴口罩，要讓孩子經常洗手。不要把自己吃過的食物餵孩子、不要嘴對嘴親孩子。唾沫與體液是傳染細菌的途徑。

（溫馨提醒：我介紹的一系列天然療法不可代替醫藥，有病請看醫生。）

蕎麥花蜜甚至被推薦作為止咳水的替代物，因為它更有療效，也更安全，尤其是對六歲以下的小童（不足一歲的小童不可服用任何蜂蜜），臨睡前服用蕎麥花蜜的效果比任何止咳水都好。

維他命C的偉大秘密

2012年，國際網站上有個紀錄片報道一位豬型流感的垂危患者，在醫生準備放棄治療時，病人的家屬想盡方法說服醫生用高劑量維他命C注入靜脈血管，當時病人已在死亡邊緣，肺已被細菌侵入而變成「白肺」。在接受維他命C注射後，竟然一個晚上已有改善迹象，最後在短時間內完全復元。http://www.youtube.com/watch?v=VrhkoFcOMII

可見維他命C對抗流感、增加抵抗力的重要。一個生活在壓力中的人，身體也會大量消耗維他命C，需要及時補充。不過，沒必要經常服用大劑量維他命C。在一項追蹤11年、有20萬人參與的調查中發現，每日從保健品中攝取1000mg的維他命C，可能在男性中增加19%的腎結石風險，在女性中則沒有發現；從天然食品中吸收過量維他命C則沒有風險。

維他命C沒有毒性，高劑量的反應只是放屁、排氣、腹瀉，減少服用便停止。引起高劑量反應的極限也因人而異，一般在2-6G之間，在健康良

維他命C

好時，一般人的耐受力一天是2G，但在流感、壓力、患病的狀況下，身體中白血球對維他命C的需要是平時的50倍，所以多攝取也沒有不適徵狀。關鍵是要注意身體的反應，要與身體溝通。

如果需要增加維他命，必須注意服用的方法。首先，從天然渠道（蔬菜、水果）獲得的維他命C，與人工合成的維他命C沒有分別，但是天然食物中除了維他命C還含有豐富的其他維他命、礦物質和纖維，互相之間的合成作用更具提升健康的效果，所以天然食物比較優勝。

如果希望增加維他命C的量，不可以一次服用很多，否則效果會適得其反。那甚麼是正確的服用法？（待續）

從天然渠道獲得的維他命C，與人工合成的維他命C沒有分別，但是天然食物中除了維他命C還含有豐富的其他維他命、礦物質和纖維，互相之間的合成作用更具提升健康的效果，所以天然食物比較優勝。

很多人都缺乏維他命C

維他命C跟B一樣是水溶性，不像脂溶性的維他命A、D、E、K，需要跟帶油份食物一同服用。

維他命C很容易吸收，有需要時可食用到很高劑量，過剩的會排出身體，不會聚積在肝裏。前文説過，如果真是吃得太多便會開始肚瀉，這是一個臨界點。美國衞生及公共服務部（*US Department of Health and Human Services*）曾有過關於服用維他命C分量的指引，但被很多自然醫學界人士認為保守和偏低，頂多只算是最低劑量，卻可能無法達到增強抵抗力、保持健康的效果，特別是忽略了兒童、孕婦、哺乳母親、病人、長者等的需要，更加沒有照顧到現代社會人面臨的日益嚴重頻繁的病毒和細菌挑戰。

新鮮水果蔬菜中，橙、葡萄柚（*grapefruit*）、柚子、橘子這類水果，還有紅、綠色燈籠椒、奇異果等，都含有豐富的維他命C；還有各類蔬果，譬如西蘭花、漿果、番茄等等，亦含有維他命C。無論生吃或蒸熟吃都很好。

維他命C不足的徵狀，經常出現在不愛吃水果和蔬菜者身上，若加上功課或工作壓力大，睡得太晚、睡眠質量不好，維他命C的消耗便會更嚴重。若再加上抽煙或喝酒、或被二手煙污染、或食物中習慣了高鹽和高糖、垃圾食品，在不改變飲食、不服用維他命C的情況下，維他命C不足的徵狀會更明顯，包括容易疲倦、情緒低落、集中力不足、牙囊腫、流血，有些人會得牙周病、牙齒鬆脫、身體皮膚上有不癢不痛的紅顏色或紫顏色小點、關節痛，嚴重者的傷口不易癒合、會貧血。

長期暴露在太陽紫外線下（包括坐在太陽曬到的車裏）超過15-20分鐘，都需要及時補充維他命C。

如果你怎樣睡覺都覺得疲乏、容易發脾氣、精神無法集中……可以觀察一下自己是否有以上情況。（待續）

維他命C不足的徵狀，經常出現在不愛吃水果和蔬菜者身上，若加上功課或工作壓力大，睡得太晚、睡眠質量不好，維他命C的消耗便會更嚴重。

維他命C與黃斑病變

我的年長朋友中逐漸有愈來愈多人患上眼疾，經醫生診斷後認為是眼睛黃斑部退化。國際網站上有運用細胞營養法改善黃斑部退化的實驗。

年紀大引起的眼睛黃斑部退化，又叫老年性黃斑部病變（AMD），這個病和白內障（Cataracts）是兩種最普遍的「長者病」。經實驗證明，維他命C加上其他營養補充品有可能緩解黃斑病變，但單靠維他命C則沒有效果。

根據美國政府*National Institutes of Health Office of Dietary Supplements*網頁，有一個針對老年性黃斑部病變的大規模調查實驗，參加實驗者是一群患有黃斑部退化的長者，面對很大的病情惡化威脅。在這群人中，證實每天服用*500mg*維他命C、*80mg*鋅、*400 IU*維他命*E*、*15mg* β-胡蘿蔔素（*beta-Carotene*）、*2mg*銅（*copper*），可幫助改善視力，連續服用六年緩解了病情惡化。

這是個很了不起的實驗，以我所知，患有這個病的長者中有可以把錢堆起來高過獅子山的人，但還是無法通過傳統醫藥去改善疾病。

在美國，研究利用維他命C治療癌症的實驗已經有30年歷史。2005年8月，《美國國家科學院院刊》刊載一篇重要論文，題目為「藥理濃度的抗壞血酸選擇性殺死癌細胞：以前體藥物為組織提供過氧化氫而發揮作用」。臨床實驗資料（病例對照）表明，用靜脈滴注加口服大劑量維他命C救治晚期腫瘤病人，效果明顯，但只憑口服則無效。

對身體無比重要的維他命C大量存在於蔬果中，很普通，所以習慣上也不受重視，就好比在我們身邊每天默默支持自己的人，也很容易不被重視。

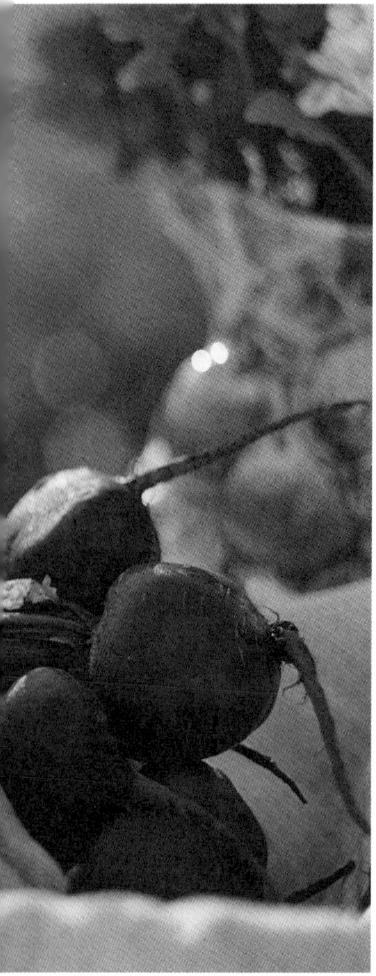

實驗證實黃斑部退化的患者每天服用維他命C、鋅、維他命E、β-胡蘿蔔素和銅，可幫助改善視力。

維他命C

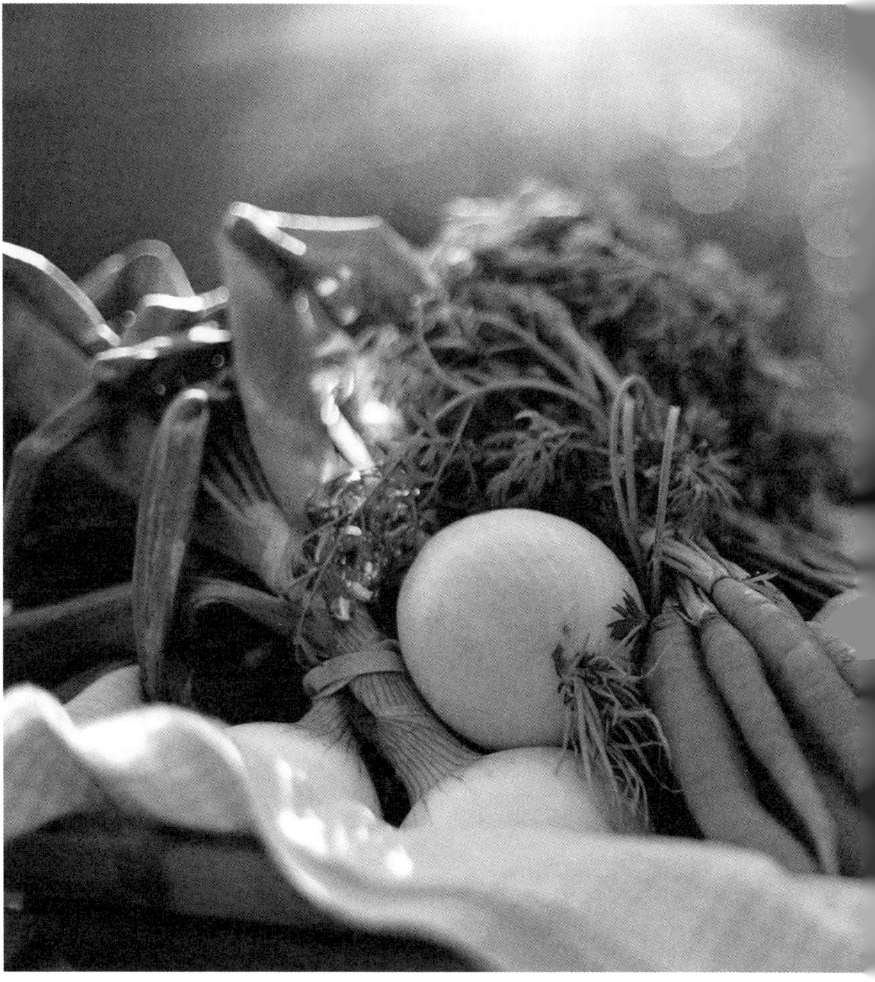

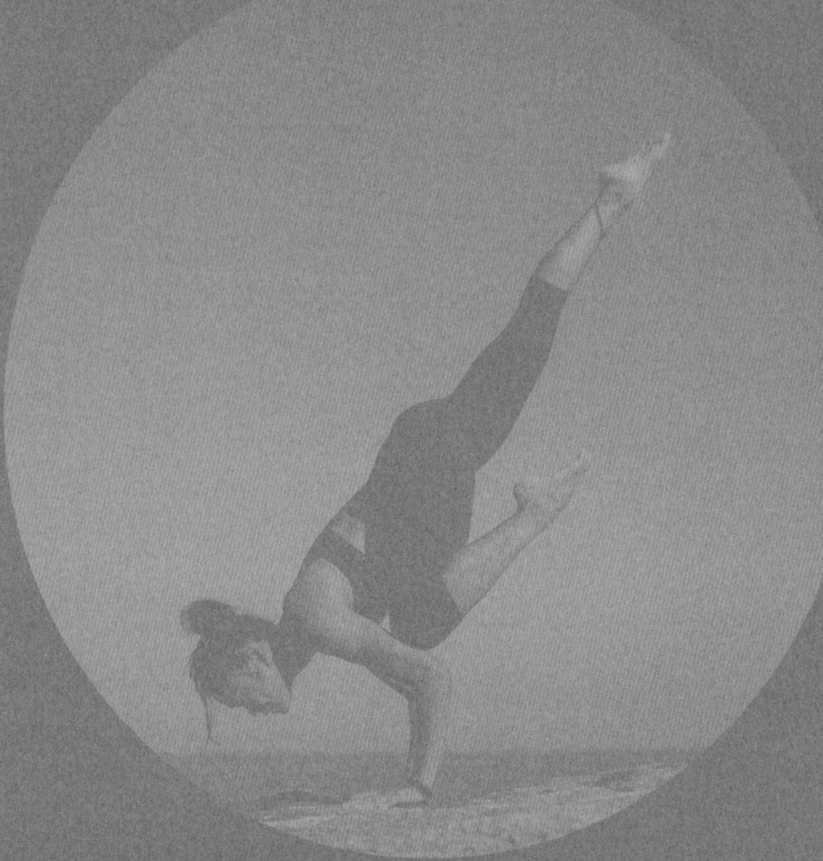

Part 2

增加脂肪是減肥秘方？

讓身體重新與季節變化合成一體

女人比男人容易中招

英國著名醫學雜誌《柳葉刀》(*The Lancet*)，創刊於1823年，是世界上最悠久及最受重視的醫學期刊。據《柳葉刀》發表的全球成年人體重的調查顯示，2014年中國有接近9,000萬癡肥人口，超越美國，成為肥胖人口最多的國家，擁有4,320萬肥胖男性和4,640萬肥胖女性。

當然，這一切都是吃出來的，其中女性比男性多逾300萬——差不多是香港人口的一半！

女性癡肥人口比男性多並不是偶然，照道理女性不會比男性更貪吃，也不會比男性更酗酒，或者生活習慣更壞，原因應該是不良飲食與生活習慣會嚴重影響雌激素，所以對女性造成的破壞比男性更大。

女性的生理結構比男性脆弱，很容易中招，這幾天講睡眠與環境對大腦中的松果體和褪黑激素的影響，根據資料，深夜明亮的燈光會減低女性體內褪黑激素的分泌和增加雌激素的水平，這使得夜班工作的女性罹患乳癌的機率增加。

很多「食療主義」的女性客人健康不好，可能從這項研究可以得到啟發。其中一位年輕女士得了乳癌，根據了解，她並非夜班工作者，但是她晚上睡覺時必須開燈，長年如此，這樣就決定了她的健康不可能好。不過，另一方面，她又是一位馬拉松跑手，一個愛好運動的人為甚麼還是會得癌症？（待續）

女性癡肥的原因應該是不良飲食與生活習慣會嚴重影響雌激素，所以對女性造成的破壞比男性更大。

女童愈來愈早熟

根據研究，深夜明亮的燈光會減低女性體內褪黑激素的分泌和增加雌激素的水平，使得夜班工作的女性罹患乳癌的機率增加。

有一位年輕讀者得了乳癌，她並非夜班工作者，但是她晚間睡眠必須開燈，長年如是，這樣就決定了她的健康不可能好。不過她又是一位馬拉松跑手，一個愛好運動的人為甚麼還是會得癌症？

這個道理好比滴水穿石，身體在每一個晚上都無法通過正常睡眠自我修補，免疫系統總有崩潰的一天；再者，馬拉松運動不是太極不是瑜伽不是散步，是對身體的極限挑戰，是再一次挑戰身體的免疫系統，為已經無法自我修補的身體百上加斤，這是火上加油。

現代的女童也愈來愈多性早熟，很多人說與垃圾食物有關，這是正確的，垃圾食物嚴重影響雌激素的正常分泌，但可能很少人知道：晚上不睡覺、臥室有燈、睡眠前看手機、長時間看電視、看平板電腦或其他電子設備，都有可能影響女性賀爾蒙，使到女童性早熟。這是因為燈光和自然光一樣，同樣對松果體褪黑激素的分泌起到抑制作用，從而減弱對性腺發育的抑制，導致性早熟。

人體細胞與花朵有些相像，沒有光線花不開，沒有陽光的作用，細胞與內分泌同樣不會正常，居住在北極的愛斯基摩人，由於冬天處在黑暗之中缺乏光照，褪黑激素分泌增加，抑制了下丘腦──垂體──卵巢系統，因而婦女在冬天便停經了，而且愛斯基摩女子的初潮可晚至23歲才出現。

很多年輕女性有類似的問題，問一下自己晚上睡覺的時間，和睡覺前的習慣。（待續）

可能很少人知道：晚上不睡覺、臥室有燈、睡眠前看手機、長時間看電視、看平板電腦或其他電子設備，都有可能影響女性賀爾蒙，使到女童性早熟。

缺乏**睡眠**降低性能力

如果你今天起床的時候頭昏腦脹，好像氧氣不足，回想一下昨晚睡前有沒有用過平板電腦看書，根據哈佛大學的研究，睡前用平板電腦或者其他電子設備看書的人，醒來時很難精神煥發。

電子產品發射出來的藍光會抑制促進睡眠的褪黑素分泌，而這種分泌賀爾蒙控制着睡眠和覺醒周期。夜間臥室照明不應該用藍光，連窗外招牌的藍光都會影響褪黑素，也不可以用任何刺眼的照明光，這些光源都會影響睡眠。

我老婆在家用品店買到夜燈，名字就叫夜燈，自己還在燈罩上用油畫顏料塗了一層橙紅色，這是夜間篝火的顏色，是人類祖先在進化的過程中習慣的晚間照明，代表了安全與隱密。

地球上沒有一種生物可以脫離基因而生存，我們每一個人都只是一堆基因的組合，黏附在地球上圍着太陽在太空上轉，當我們超越了基因的底線，我們就病了。

睡眠不好的人會更想吃甜食；睡眠不足會影響新陳代謝，使脂肪消耗減少20%，不知不覺愈來愈肥。根據芬蘭赫爾辛基大學的研究人員收集了近9,000名女性的健康數據發現，每天睡眠時間少於五小時的人，比睡七小時以上的人體重多了5,000克，即五公斤。

缺乏睡眠還會降低性能力，美國芝加哥大學社會學教授勞曼發現，熬夜讓很多年輕人變得性早衰，二十、三十歲的人，性能力還趕不上五十、六十歲的人……

睡眠不好的人會更想吃甜食；睡眠不足會影響新陳代謝，使脂肪消耗減少20%，不知不覺愈來愈肥。

增加脂肪是減肥秘方？

減肥會出現吃得不夠，因此變成怕冷，中醫可能會說是身體中的陽氣太低了。陽氣低的人很難減肥成功，有的人能持續減、瘦得快，是因為陽氣都處於高點，也就是體溫都很高，維持在36.5度以上。

人體的正常體溫是36.5至36.8度。了解自己體溫最簡單的方法，是當室內有蚊子的時候，看蚊子先咬誰！這聽來可笑，但持續性適量的運動與盡可能健康的飲食，都會逐漸提升體溫。

我曾經是蚊子不願意咬的對象，有蚊子都會先咬我老婆，這聽來有點無奈的黑心。直至這幾年我發現有了蚊子會先來咬我，我很高興。不過後來寶寶出生後，蚊子卻會先咬寶寶，因為寶寶的體溫一般比大人高。

這其中又有一個人體的秘密。不久前科學家發現人體中有兩類脂肪，一類是一般人都知道的白脂肪，還有一種叫「棕色脂肪」，棕色脂肪只佔體重

0.1%，卻竟能燒掉20%的基礎代謝率，即幫助身體燃燒白脂肪，所以如果可以活化棕色脂肪，可能是高效率的減肥法！棕色脂肪過去被認為只出現在嬰兒期，寶寶們的體溫比成人高，因為寶寶們體內的棕色脂肪持續讓寶寶保持一定的高溫，這樣可以提升免疫力。1990年代末期，科學家發現成人身上可能還殘留着一點棕色脂肪組織，直到2009年才證實，棕色脂肪藏在成人脖子後方深層接近脊椎處、以及左右鎖骨的上方。

大家都可能感到興奮：如何增加棕色脂肪？下文我們會好好探討。首先透露一個秘方：減肥不可以餓自己，棕色脂肪不是餓出來的；但如果你可以控制胃口，在不餓的當下停止進食，不要繼續塞食物進肚裏，棕色脂肪就有機會逐漸增加！（在瘋狂聖誕與快樂新年你吃得開心嗎？哈哈！）（待續）

「棕色脂肪」只佔體重0.1%，卻竟能燒掉20%的基礎代謝率，即幫助身體燃燒白脂肪，所以如果可以活化棕色脂肪，可能是高效率的減肥法！

高溫下運動不利**減肥**？

前文說到，我們身體中有一種近十年來才被證實存在的棕色脂肪，雖然只佔體重的0.1%，卻能燒掉20%的基礎代謝量，即幫助身體燃燒白脂肪；同時，由於棕色脂肪可以提升而且穩定身體的溫度，等於提升了人體的免疫力。

可是棕色脂肪在寶寶身體中比較多，在成人身體中會隨着年齡增加而逐漸減少。在自然界，會冬眠的動物如熊，正因為體內的棕色脂肪組織比例高，因此能在嚴寒天氣下保持體溫。一個冬天睡下來，瘦了一大半，是棕色脂肪通過代謝白色脂肪提供了身體熱量。

科學家們發現棕色脂肪的存在後，希望繼續發掘讓成人增加棕色脂肪的方法。研究指出，在冷空氣中生活和運動是增加棕色脂肪的其中一個方法。有個理論說，生活在寒冷地區的人比較長壽，因為「需要保暖，體溫調節，所以心跳會更慢，全身器官也會更慢的運行，這樣就減低了耗損。」如果真的有這種說法，現在知道背後的真正原因可能是棕色脂肪在冷空氣下比較適合生長，而棕色脂肪對健康與長壽有重大關係，其實這符合動物在大自然中生存的需要。

我們可以為自己製造一個類似的環境，科學家指出，在攝氏16到17度的溫度下運動，甚至更低，會鼓勵身體長出棕色脂肪，如果露出皮膚更好，因為汗會再減低溫度。市面上的「減肥界」相信在高溫下做運動對燃燒脂肪有幫助，這可能是真的，但反過來，棕色脂肪就因為高溫而停止生長。記住，增加免疫能力是運動的目的，減肥消脂只是過程而不是目的，過分運動並不會增加額外的健康，反而是為免疫系統增加了壓力。（待續）

棕色脂肪在冷空氣下比較適合生長，而棕色脂肪對健康與長壽有重大關係，其實這符合動物在大自然中生存的需要。

喝冰水減肥無根據

科學家發現了身體中的棕色脂肪在冷空氣下比較容易生長，而棕色脂肪對減肥與健康有重大關係。

中文互聯網上出現了一些不負責任的「方法」，其中包括有「多喝冰水」。我參考了英文網站上的第一手相關報道，從來沒有「多喝冰水可以幫助身體長棕色脂肪」的說法。

冰水的危害是長遠的，脾胃、腸道突然被降溫，影響了血液流動的正常速度，令消化能力變差，低溫引致體內過剩的脂肪無法被排出，凝聚在腸道與內臟黏膜上，結果是愈來愈肥胖。這好比洗碗盆的下水管很容易被脂肪黏聚在管壁，污水逐漸無法排除，如果平時注意用溫熱水洗油污器皿，下水道就不容易被油脂堵塞。冰水對年輕女性的傷害尤其嚴重，我的書上記錄了不少女讀者來信，說冰水冷飲令她們年紀輕輕已經停經的案例，甚至導致不育。

根據《美國科學人》雜誌報道（*Supercharging Brown Fat to Battle Obesity, July 15, 2014*），2012年，六個參加實驗的男性被要求在房間中呆坐三小時，套上一件「濕水外套」，外套上裝設水管，不斷循環輸送18度攝氏的冷水，也就是說皮膚上不斷被18度攝氏的冷水連續澆三小時，讓身體溫度持續在不太嚴重的低溫，三小時後，體內脂肪燃燒了額外250卡路里。雖然數字不可觀，但科學家認為：再小的新陳代謝改變，在長遠來看，還是會產生明顯的減肥效果。

這個實驗為甚麼利用「不太嚴重的低溫」？並不是體諒參與者的承受程度，而是身處過分低溫的環境中身體會發抖，發抖會消耗卡路里，科學家為了肯定這是棕色脂肪在低溫下發揮了燃燒白脂肪卡路里的作用，而不是身體發抖抖掉了卡路里，所以安排了「不太嚴重的低溫」。這都是科學實驗中有趣的細節。（待續）

冰水的危害是長遠的，脾胃、腸道突然被降溫，影響了血液流動的正常速度，令消化能力變差，低溫引致體內過剩的脂肪無法被排出，凝聚在腸道與內臟黏膜上，結果是愈來愈肥胖。

米色**脂肪**

2013年日本研究員請12個年輕人連續六星期在攝氏17.2度的房間中呆坐兩小時，之前先肯定了他們的棕色脂肪活動能力比正常人低，由於棕色脂肪活動能力與運動和健康飲食有關，幾乎可以肯定這一群年輕人都屬於「健康低端人士」。

實驗開始的時候，在低溫下的參與者比處在正常室溫的對照組多燃燒了108卡路里熱量，六星期後成績倍加顯著，其身體多燃燒了額外289卡路里熱量。**PET-CT**掃描顯示，參與者的白脂肪也起了變化，部分白脂肪竟然轉化成米色脂肪！這個實驗的目的，本就是研究白脂肪轉化成棕色脂肪的可能性，實驗結果證明是可能的，這種「投誠」到健康脂肪隊伍中的同志叫「米色脂肪」，beige fat。

同屬實驗部分的參照組沒有持續暴露在冷空氣中，結果他們的新陳代謝也沒有起任何變化。即是說，哪怕每天只有兩小時連續處於低溫中，連續六個星期後，身體中的脂肪結構就會起了變化，身體的抗冷能力和抗病能力亦會增加。研究員認為，連續六星期的低溫增加了一種叫UCP1基因的活動能力，這個人類祖先留下的基因有可能引導白脂肪轉化成米色脂肪。

冬季時，大家可以考慮趁低溫每天運動兩小時，衣服不要穿太多，六星期後可能已經告別亞健康。不過還是要小心着涼，不要得不償失。

怕冷的人又有沒有可能增加棕色脂肪？（待續）

哪怕每天只有兩小時連續處於低溫中，連續六個星期後，身體中的脂肪結構就會起了變化，身體的抗冷能力和抗病能力亦會增加。

協助棕色脂肪的各路同志

根據《美國科學人》雜誌報道，運動會產生一種叫 Irisin 的運動荷爾蒙，鼓勵白脂肪產生棕色脂肪的功能。

對棕色脂肪的研究已不局限於減肥，棕色脂肪可以有效控制血糖，在其中一個研究中，一群被餵得癡肥、有嚴重血糖問題的小鼠，在被注射有關基因藥物後，在僅僅十天中體重便下降，血糖得到控制。不過，棕色脂肪如果可以成為一種療法也是未來十年後的事情。

科學家又認為，研究的方向不是把白脂肪轉化成米色脂肪，因為棕色脂肪燃燒的熱量比白色脂肪高達五倍！所以研究的目標應放在如何把人類從先天帶來的棕色脂肪永久保存，而不是依靠後天的方法人為增加。

研究人員眾說紛紜，但在底線上達成一致意見：運動、飲食、健康生活方式是保存和增加棕色脂肪的最好方法，除了這條老生常談的原則外，科學家也提醒溫度對健康的影響：不要長期生活在有溫度控制的恒溫下，人造的恒溫不利棕色脂肪發揮作用，對控制體重沒有幫助。人需要跟隨大自然規律生活，在有變化的四季氣候中，人需要跟隨老祖先遺傳的基因理性安排飲食和起居時間，人需要運動，按照「人需要」的原則，棕色脂肪自然像影子一樣跟隨我們一輩子。

我好幾年前也曾報道過運動產生「青春荷爾蒙」（Human growth hormone），現在知道運動還產生「運動荷爾蒙」（Irisin），兩種荷爾蒙都是幫助我們返老還童的重要內分泌，是道家要通過多少年的修練才獲得的效果。但運動要適當，過度運動會傷害筋骨與肌肉。

有甚麼食物可以幫助棕色脂肪成長和提高活躍能力嗎？（待續）

科學家也提醒溫度對健康的影響：不要長期生活在有溫度控制的恒溫下，人造的恒溫不利棕色脂肪發揮作用，對控制體重沒有幫助。

每日一蘋果，醫生不會遠離我

食物可以幫助棕色脂肪成長和提高活躍能力嗎？有的，吃蘋果，不要削蘋果皮！「每日一蘋果，醫生遠離我」這個古老說法原則上是對的，但這個時代注重考證，蘋果中到底含有甚麼對健康有利的物質？

1999年，科學家已發現「每日一蘋果」對健康不是最有利的，根據美國《藥物強化性食品雜誌》（*Journal of Medicinal Food*）報道，每天要吃兩個蘋果醫生才會遠離我。加州大學*Davis Medical Center*的研究，首次確認蘋果中這些叫「植物營養素」（*Phytonutrients*）的物質有抗氧化效用，可有效軟化心血管。通過人體做的實驗證明：連續六星期每天吃兩個蘋果，或喝12oz百分百的蘋果汁，身體中新陳代謝的速度提升20%，消化膽固醇的速度提升了20%。不過，喝純果汁會增加糖尿病風險，但有些人又無法消化蘋果皮，所以最好的方法可能是將蘋果整個連皮攪拌成漿喝下。

蘋果中的抗氧化作用在茶與紅酒中也存在，但再好的東西也不可以食過量。過量的蘋果令身體中的糖分和體重增加。近年，科學家又發現蘋果皮中的熊果酸成分能提升肌肉及棕色脂肪的含量，而棕色脂肪能促使身體燃燒白色脂肪，達到減重的效果。

除了蘋果皮外，以下的食物也含有熊果酸：小紅莓、藍莓、李子、西梅乾（李子曬半乾以後叫西梅乾），還有奧勒岡葉（*Oregano*）、百里香（*Thyme*）、薰衣草、九層塔（*Holy basil*）、南非鉤藤（*Devil's claw*）、薄荷葉、長春花和山楂。另外，還有通過動物測試證明能有效增加棕色脂肪的苦瓜。

科學家說冷空氣可以增加棕色脂肪的比例，如果經過一個冬天增加了棕色脂肪，到了夏天，增加了的棕色脂肪會繼續保留嗎？（待續）

科學家發現蘋果皮中的熊果酸成分能提升肌肉及棕色脂肪的含量，而棕色脂肪能促使身體燃燒白色脂肪，達到減重的效果。

棕色脂肪請留步

冷空氣可以增加棕色脂肪的比例，如果經過一個冬天增加了棕色脂肪，到了夏天，增加了的棕色脂肪會繼續保留嗎？

舉行這個實驗的研究所位於美國馬里蘭州貝塞斯達（*NIH Clinical Center in Bethesda, Maryland*），參加實驗的是五個健康的男士，平均年齡是21歲。五個人在白天各有自己的正常工作，傍晚回到研究所，各自有私人房間，為期四個月。參與者需要在以上的溫度中每個晚上呆至少十個小時，穿標準的醫院病人服裝，只有一張床單保暖，食物單一由研究方提供，食物的營養、卡路里、最後吃進肚子中的分量都是由研究方監控。

以下的一項並不是很多人都可以接受：每一個月底，參與者要被徹底檢查評估，包括能量消耗實驗，還有從肌肉和脂肪上做活體組織切片（*biopsy*），即取下小量活組織作病理學診斷。最後利用PET/CT掃描頸部和背部上方，測量棕色脂肪的數量和活力狀態。

頭一個月的溫度是讓身體習慣，叫參考溫度。第二個月溫度下降，經過一個月生活在比之前冷的溫度之後，參與者的棕色脂肪竟然增加了42%之多，脂肪的代謝增加了10%，很不錯！可是當第三個月回到同樣的參考溫度後，身體的脂肪結構比例也幾乎回到本來的底線。到了第四個月溫度提升，參與者的日子好過多了，可是脂肪結構徹底大回轉，體重調轉頭向上升。這說明了脂肪比例的結構隨着季節溫度的改變而改變！

很無奈是嗎？有沒有空間利用我們無法改變的基因特性搞些偷步減肥的小動作？（待續）

有沒有空間利用我們無法改變的基因特性搞些偷步減肥的小動作？

肌肉代替了棕色脂肪？

脂肪比例的結構隨着季節的溫度改變而改變，所以，即使冷空氣可以增加棕色脂肪的比例，到了夏天，增加了的棕色脂肪將無法保留。

不過在以上的實驗中改變的是溫度，參與者進食的卡路里並沒有改變，溫度下降後並沒有為參與者增加食物，結果參與者的棕色脂肪增加了。

在冬天，你是否留意到需要更多的食物？這是基因在提醒你，冬天了，需要吃多一點，儲存多一點卡路里，好度過食物匱乏的寒冬。這樣反過來想，如果我們可以在冬天不增加食物，讓身體消耗卡路里，當夏天來臨的時候，我們的腰圍就有可能變得美麗苗條！祖先傳下的基因特性無法改變，但我們可以偷步。減肥七成靠節食，這也是基因決定的。

這個實驗也沒有在持續運動的方面繼續做研究，譬如當低溫實驗證實有利增加棕色脂肪後，繼續讓參與者每日進行適量運動，也同時每日保持健康的飲食習慣，以觀察棕色脂肪是否在配合基因的的生活方式下可以繼續保存。人類的基因是在基本溫飽的狀況下發展出來，經常性的暴飲暴食是反基因的慢性謀殺。

總結幾個實驗報告，科學家到目前無法找到增加和維持棕色脂肪的藥物，但一致同意健康飲食、健康起居習慣、不要一年四季一天到晚生活在中央空調中，讓身體重新與大自然的季節變化合成一體，都是讓身體增加棕色脂肪的方法。

人體每分每刻都在消耗能量，比起不運動的人，比較發達的肌肉在靜態下仍可燃燒較多白色脂肪，這樣已接近棕色脂肪的效果了。比較發達的肌肉也有利控制和改善糖尿病，這也接近棕色脂肪的效果。嬰兒無法發展肌肉但成人可以，基因於是決定人類只在嬰兒時期保留大部分的棕色脂肪，這完全是可能的。

科學家到目前無法找到增加和維持棕色脂肪的藥物，但一致同意健康飲食、健康起居習慣、不要一年四季一天到晚生活在中央空調中，讓身體重新與大自然的季節變化合成一體，都是讓身體增加棕色脂肪的方法。

棕色脂肪

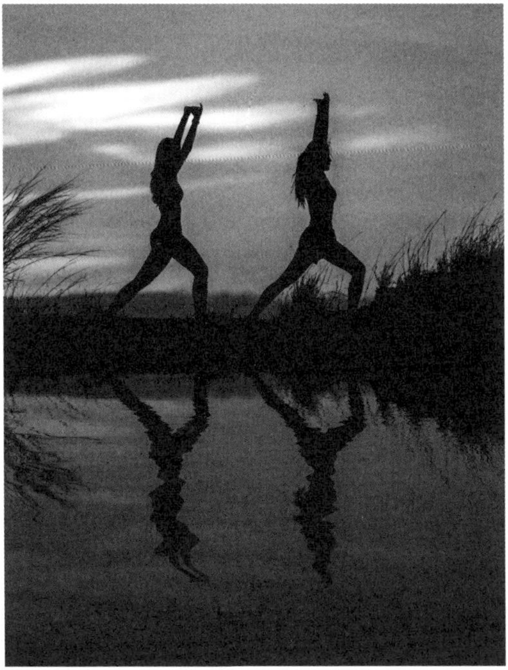

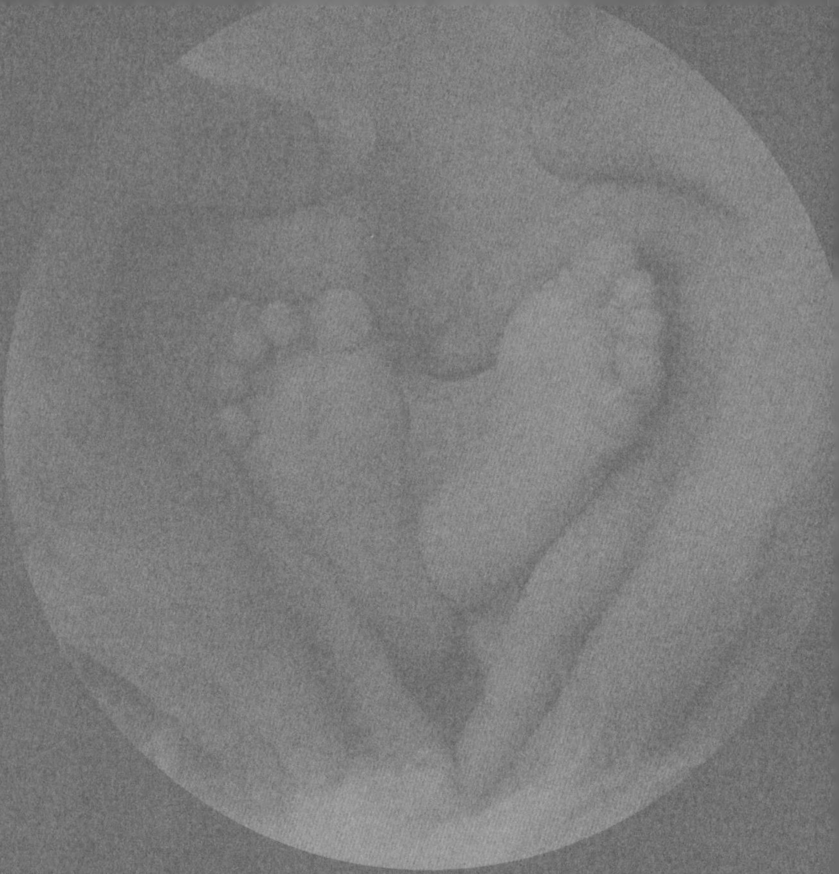

Part 3
五歲定八十
嬰兒的溫暖、纖細、嬌嫩、優雅、精巧

我家寶寶服用益生菌

家中有了寶寶，會特別留意這個小生命的健康，尤其她還不會説話。

除了注意她的飲食和衞生，更注意她的大便情況，如果便秘，就讓她吃益生菌，用*B*字頭的益生菌半粒，磨成粉，混到奶中，隔天一次；如果改善的情況不明顯，每天一次也是可以的。沒有便秘的時候，平時可以考慮用*D*字頭的作為補充。

我家寶寶兩、三個月的時候臉上長濕疹，那時候第一次把*D*字頭益生菌加到她的奶中，用了四分之一粒，服用後沒有發現不良效果，譬如大便反常、異常哭鬧，就了解她的身體接受這種食物，過幾天濕疹也好了，就知道用對了方法。

分量可以從很小量開始，甚至少過四分之一粒。這是我們自己家的經驗，用的也是「食療主義」的信心產品，這個產品已經與用家互動有三年，口碑正面。嬰兒服用益生菌，當然應該先問醫生最安全。

隨着一天一天過去，寶寶與大人之間的互動愈來愈多，今天的發音多了一個音節，明天她的眼睛懂得追隨她熟悉的人臉走來過去了。不知道從甚麼時候開始，她會在床鋪上匍匐扭動着前進，速度也愈來愈快，然後她會把腰和小屁股崛起來，前前後後地搖動，鍛煉腰部的承受能力，我們替她數：一、二、三、四……嘩，可以一次做20幾下！這時候大人們會互相點頭讚許：嗯！很快會四肢撐起來爬了，很快會走路了……

又一天，她能搖搖擺擺的坐起，兩隻小手懂得緊緊抓住我的手指，靠自己的力量站起來了！過了六個月以後，她可以吃大人的食物了，她媽媽每天早上五點左右起來為她哺乳，然後為她做嬰兒食物，從來沒有想過買現成的罐頭BB食物減輕自己的工作。寶寶的外公和外婆也日夜看護着寶寶，這是個有福氣的娃娃！

我家寶寶兩、三個月的時候臉上長濕疹，那時候第一次把D字頭益生菌加到她的奶中，用了四分之一粒，服用後沒有發現不良效果，譬如大便反常、異常哭鬧，就了解她的身體接受這種食物，過幾天濕疹也好了，就知道用對了方法。

寶寶的「淋巴結腫大」

女兒滿月後的一天，寶寶的外婆神情凝重地跑來，說寶寶脖頸旁有一粒腫塊，話音尚未落地，還沒有等到看見那粒異形，我已經腳軟！

外公站在寶寶旁邊，同樣憂心忡忡，女兒自己卻玩得很好。腫塊花生粒一般大，有彈性。這不是一般成年人的亞健康，馬上去醫院看兒科是最理智的選擇。

寶寶見醫生，行為表現很好，不吵不鬧也不怕生，隨便醫生檢查。看見小病人這樣的態度，醫生心裏已經有底，他問的第一句話是：「BB能吃嗎？能睡嗎？能玩嗎？都能？那麼放心，這叫淋巴結腫大，大部分嬰兒與兒童在成長過程中都曾經出現這個徵狀。不用吃藥，也不用管，會自己消退。」

資料顯示：人身上大約有500顆左右的淋巴結，表層的淋巴結可利用觸診來加以評估，正常時兒童可在頸部、腋窩和腹股溝等觸摸到小的淋巴結，深層的淋巴結分布於縱膈腔、腸繫膜、腹膜後及骨盆腔，肉眼看不到，也摸不到。

在嬰兒時期，約有57%的嬰兒可以摸到淋巴結，最常摸到的是枕骨後及頸部淋巴腺，為小小的，有彈性，像花生米樣的顆粒，大小約一到一點五公分左右。隨着小朋友日漸長大，這些淋巴組織會穩定地慢慢增大到青春期，隨後就會自行減少及消失；所以成人的淋巴腺比較不容易摸得到。

我突然想起我自己的淋巴結，在腋窩和腹股溝上各有一顆，要到很久之後，過了青春期很久很久，才逐漸消失，那時候也沒有告訴父母，因為不想增加他們的辛苦，他們有八個子女，父親做了一輩子文化工作，要讓八個在發育時期的孩子每天吃得飽已經夠不容易了。

果然，我家寶寶的「淋巴結腫大」在第二天已經消失。謝謝菩薩！

正常時兒童可在頸部、腋窩和腹股溝等觸摸到小的淋巴結，深層的淋巴結分布於縱膈腔、腸繫膜、腹膜後及骨盆腔，肉眼看不到，也摸不到。

秋來又秋去

八月七日，15:39，這組數字代表鐘點時間，是2017年的立秋時間，我們的北半球已經立秋了！一年又過去了一半，身為男子漢，想一想要做的事還沒有達成，我立即悲秋！

傳統以來，廣東人都習慣了秋後進補，但不知道補品如果吃不得其法，反而會把寒濕二氣困在身體裏。吃營養補品連續吃三至五個星期之後，要停服三至五個星期，讓身體有一個調整的過程。補品可能刺激了經脈而強壯，但身體缺乏整體調理，並不是治本的方法。

步行是最經濟有效的排毒方法，走路時大動作擺動手臂，可以刺激淋巴，運動心臟，幫助皮膚和肺臟排毒。不過秋天蛇多，行山的時候要小心蛇。我們住在郊區，除了不時看見大大小小的蛇，還有大大小小的野豬、黃麂、各種蚊子、怪蟲和怪鳥，還有其大無窮的蜥蜴……對了，就是野生的蛤蚧，嘩！中醫説有壯陽作用，還是野生的，不得了！如果曬乾放在藥材店，可以賣個大價錢……

秋天容易咳嗽，要少吃辛辣，要增加酸味，以固肝氣。秋天要多吃梨，但其實最好吃梨湯，這樣就不會寒。

在《黃帝內經》中，「悲秋」是一個研究項目，在古代甚至把對「悲秋」的關注提升到國家層面，為緩解男子悲秋之情，一是安排在秋天打仗，二是為男子訂婚，日本也有這個傳統。男人悲秋，是因為沒有安全感，原始社會以女性為大，男人在後來創造了男權社會，反而把自己逼到生活的風口浪尖，女人可以退回廚房廳堂，男人無路可退，所以男人在骨子裏缺乏安全感。秋天的「陰」，在呼喚男性回到她的懷抱，女性是《易經》中的「坤」，「坤」是大地，對於沒有安全感的男人，是最實在不過的了。

步行是最經濟有效的排毒方法，走路時大動作擺動手臂，可以刺激淋巴，運動心臟，幫助皮膚和肺臟排毒。

生物共振為孩子保健

女兒出世的第二個月後幾天，左眼皮上出現了一小片紅色斑，家中四個大人面面相覷。是胎記嗎？胎記名為胎記，應該是從胎中帶出來，理應不會在出生一個月後才逐漸顯現。

於是上中西網站密密搜索了一遍。根據對這種嬰兒「胎記」的描述，這叫「草莓狀血管瘤」（*Strawberry Hemangioma*），「初起為小的紅色斑點，以後迅速增長，有的患兒*1*歲至*2*歲左右停止生長，但機率較低。女性患兒是男性的*3*倍。因其形如草莓，故名。」

細細觀察「胎記」下的皮膚，果然很像草莓的紅點點。如何治療？「經過*3*個月至*6*個月迅速增長後，*70%*至*80%*的血管瘤在*5*年至*7*年內可逐漸自行退化而癒合。因此，不在兒童早期進行積極治療，而是密切隨訪觀察其變化。但仍有一部分血管瘤不僅不會自行消退，而且會持續發展，嚴重者毀損容貌……」

我又腳軟，這可是個花容月貌的小女孩，即使病症不一定發生，我可不願意等，等到這個異形侵入者「嚴重者毀損容貌」！

我們家有一座家用的生物共振儀器，老婆從使用手冊中竟找到*Strawberry Hemangioma*的治療頻率，為了慎重，我通過電郵再問德國總部治療的細節，也一再請教「食療主義」的治療師。根據指示，隔天把寶寶連結在儀器設備上45分鐘。寶寶的媽媽在懷她的時候，用生物共振方法消滅了自己體內可能引致寶寶腦炎的*B*型鏈球菌，當然是在醫生的護航下進行，對這部儀器已有了信心。

我們戰戰兢兢地觀察寶寶的情形，她還是照吃照喝，能睡能玩，眼皮上的紅斑沒有再擴大；到了五個月後，紅色斑點已經褪色，體積縮小。謝謝菩薩！

我很高興無意中愛上了自然療法，為自己、為家人帶來了新的健康工具。

根據對這種嬰兒「胎記」的描述，這叫「草莓狀血管瘤」(Strawberry Hemangioma)，「初起為小的紅色斑點，以後迅速增長，有的患兒1歲-2歲左右停止生長，但機率較低。女性患兒是男性的3倍。因其形如草莓，故名。」

C字頭益生菌勝出！

寶寶兩個月的時候臉和身上出現了濕疹，我們為她的食物添加益生菌。有讀者在fb留言問：那麼小的BB可以吃益生菌？

益生菌無法從母體帶出來，來源只有母乳，奶粉中也加了益生菌。但BB的健康會逐漸需要更多關注，母乳中的益生菌可能追不上需要；或者奶粉中的益生菌無法通過胃酸這一關，以致最終活着到達腸道的益生菌所剩無幾，這時候有些BB就會有排便或者皮膚病的可能。

我家用的益生菌不久前通過了瑞典哥德堡大學（*University of Gothenburg*）的臨床研究（*clinical study*）。根據百度，這是一所世界一流的綜合性研究型大學，其中以臨床醫學、臨床前研究和健康科學聞名。我經常推薦的瑞典「四益菌」叫*ProBion*，按照不同人的腸胃需要有四種選擇，其中C字頭配方的叫*Clinica*。

15名需要在兩個月內動手術的大腸癌病人，參加了這項使用C字頭益生菌的臨床研究，分兩次從腸道黏膜、腫瘤以及糞便抽取活檢樣本（*biopsy samples*），第一次是在照腸時，第二次是在切除腫瘤手術時。在等做手術期間，八名病人每天服食兩粒C字頭片劑益生菌（含嗜酸乳桿菌 *Lactobacillus acidophilus NCFM* 和乳雙歧桿菌 *Bifidobacterium animalis*），而控制組中的七名則沒有服用益生菌。

結果，服用了益生菌的病人糞便裏大幅減少了大腸癌的惡菌，而且腸道裏增加了幾種對抗癌、抗炎有效的益菌。結論：某些益生菌對大腸癌有療效。

如何選擇益生菌？一、要能夠抵禦胃酸和膽酸的破壞而進入胃腸道，不是用人海戰術，以為菌的數量愈多愈好；二、要能防潮防氧化，否則菌叢不能存活；三、到達大腸後也應該能夠漸進式釋放。

有需要跟進者，請諮詢「食療主義」，或者連結 *fb*「嚴浩生活」。

服用了益生菌的病人糞便裏大幅減少了大腸癌的惡菌，而且腸道裏增加了幾種對抗癌、抗炎有效的益菌。結論：某些益生菌對大腸癌有療效。

野狼嚎

我家的寶寶不久前剛滿八個月大，按照兒科醫生的說法，她是「能吃、能玩、能睡」，所以真是老天保佑，謝謝菩薩。

在她母親還懷着她的時候，曾經擔心她會像朋友的寶寶一樣，每到半夜三更就「野狼嚎」，不少寶寶一到夜裏就愛哭鬧，哭得父母心慌，好像聽見狼嚎。直到現在，在內地一些地方，還不時會在居民區的電燈柱或者牆上見到寫着咒語的字條：「天惶惶，地惶惶，我家有個夜哭郎，過往行人唸三遍，一覺睡到大天亮。」

我家寶寶慶幸沒有這個問題。說起寶寶夜哭，因為有些讀者帶寶寶來「食療主義」做生物共振，討論應該怎樣令寶寶晚上的睡眠好一些、長一些。當排除了其他因素後，譬如三個月以下的寶寶還不會用嘴巴呼吸，一旦鼻塞會導致呼吸困難，睡覺時換氣困難也會讓寶寶啼哭不止，藉着啼哭才能呼吸到空氣，媽咪這時候最好不要給寶寶塞奶嘴。

還有濕尿布、餓、熱、冷、奶嘴的洞過大或過小、餵奶方法不正確、奶吸完了未被察覺，而一直吸入空氣等等，還要注意寶寶的腸道是否正常，腸絞痛是其中經常出現的問題，可以考慮在奶中加益生菌，益生菌的種類和方法我曾經在上文分享過。

還有一點可能比較少人注意的是，寶寶白天睡覺的時候，是打開窗簾讓陽光進來，還是緊緊拉上，沒有一點光？如果是後者，寶寶也有可能晚上哭鬧。這後面有一個生理問題，不但影響寶寶，也影響每一個成年人，從嬰兒一直到老年，也隱藏了一個如何健康長壽的秘密。（待續）

當排除了其他因素後，譬如三個月以下的寶寶還不會用嘴巴呼吸，一旦鼻塞會導致呼吸困難，睡覺時換氣困難也會讓寶寶啼哭不止，藉着啼哭才能呼吸到空氣，媽咪這時候最好不要給寶寶塞奶嘴。

是誰令我今夜安眠？

為甚麼很多初生嬰兒在晚上會習慣性地啼哭？

前文説到有一點可能比較少人注意：如果寶寶在白天睡覺的時候窗簾緊拉上，沒有一點光，寶寶有可能在晚上容易哭鬧。這裏面牽涉到一個器官，有如心、肝、脾、肺、腎一樣重要，但聽過或者重視的人卻無幾。這個器官叫松果體，在我們的大腦中間，會分泌出一種重要的荷爾蒙叫褪黑激素，它監視着體內各種腺體、器官的運作，指揮各種荷爾蒙維持在正常濃度，它可以遏制人體交感神經的興奮性，使得血壓下降、心跳速率減慢、降低心臟的負擔，它能夠減輕精神壓力、提高睡眠質素、調節生物時鐘、緩解時差效應，而且具有加強免疫功能、抵抗細菌病毒及預防癌症、老年癡呆症等多種疾病的功效。

它影響的範圍那麼大，但它的表面功能竟然被眾人忽視，它的任務是通知身體各部門：「天亮了，該起床了！」或者：「天黑了，該睡覺了！」它是人體的「生物時鐘」。

松果體會向人體的其他部位發出褪黑激素來當成「時間訊號」，於是人體的各個部位就會按這個鬧鐘做各種不同時段應該做的動作，最明顯的就是睡眠。在晚上，如果你睡覺，褪黑激素的分泌量是白天的六到十倍！

寶寶白天睡覺拉開窗簾讓陽光進來，松果體自然縮小，遏制褪黑激素的分泌，是為了在晚上讓褪黑激素更好地分泌，這樣寶寶的睡眠就會比較安穩。

如果嬰兒的松果體發育不全，褪黑激素量過低，腦部無法處理自由基，會對腦部造成傷害，甚至有生命危險。兒童與成年人一樣都會患憂鬱症，病人體內褪黑激素含量明顯低於正常人。

松果體會向人體的其他部位發出褪黑激素來當成「時間訊號」，於是人體的各個部位就會按這個鬧鐘做各種不同時段應該做的動作，最明顯的就是睡眠。在晚上，如果你睡覺，褪黑激素的分泌量是白天的六到十倍！

「學前教育」為期已晚

哈佛大學的課程「幸福心理學」不但在西方引起很大的影響，在中國人社會也引起很大重視，創造這門學科的教授Martin E.P. Seligman被大家專稱為「正向心理學之父」。

正向思維，或者負面思維，從嬰兒已經開始。孩子的第一個榜樣是父母，更具體來說，是孩子父母的語言！很多人以為三歲前的小孩甚麼都不懂，所以隨便在他們面前說甚麼都可以；這種觀念已被證明不正確，你說的每個詞語，都在塑造你孩子的大腦！

缺乏良好教育背景的父母，很容易採用一些簡單的命令性短句，比如：不許哭！不要碰！坐好！出去！閉嘴！不聽話打你！打死你！

貧窮的生活給父母帶來更多的焦慮和負面情緒，他們也很難有心情給孩子好好講話。但是，由於你說的每個詞語，都在塑造你孩子的大腦；所以，到三歲前，不注重教育的家庭中的孩子聽見的單詞總數，比注重教育的家庭孩子少好幾千個！而且他們聽見的單詞大部分都是負面的、否定的、簡單粗俗。

教育，是從剛出生的那一天就開始！美國現在很多研究兒童發展心理學的專家已經指出，所謂的學前教育時間可能都已經晚了。

學校並不是教育的起點！孩子在學校的表現，在一定程度上反映了父母的榜樣，學者們通過一項經歷多年的追蹤研究發現，孩子的數學能力、空間推理能力、毅力、自控能力、道德感、同理心，都和孩子三歲以前聽到的單字有關。（待續）

教育，是從剛出生的那一天就開始！美國現在很多研究兒童發展心理學的專家已經指出，所謂的學前教育時間可能都已經晚了。

一把年紀不懂事

大腦是唯一一個在出生後還具有可塑性的器官，尤其是在三歲前。怎麼再塑造？當然不是把本來圓的腦殼「再塑造」成方形，而是再塑造神經之間的聯繫。

大腦神經互相之間的聯繫功能帶幾分慣性、也帶玄妙，如果三歲以前的孩子，每次看到一樣新東西，父母都告訴他名字：瓶子、蘋果、桃、麵包等，大腦神經就會把這些東西與單字聯繫在一起；又如果，父母每次把「拿」的行為都戲稱為「偷」：「爸爸『偷』了媽媽的蘋果，媽媽『偷』了爸爸的電話」，孩子的大腦神經就把「偷」聯繫為很有趣的行為。在孩子生長的頭三年，如果生活的環境中沒有書，父母也不看書，孩子的大腦神經也不會有「書」的聯繫；如果父母從來不為孩子唸書講故事，孩子的大腦神經也不會逐漸產生「書中有另外一個世界」的聯繫。父母互相之間用簡單粗暴的語言、對孩子也簡單粗暴，這樣也塑造了孩子的大腦神經聯繫，以後成為孩子的人格。

孩子在三歲前，大腦會發育到成熟期的80%左右，這三年裏，大腦會建立700至1,000個神經連接，讓大腦建立這些連接的，就是父母的語言。

人格可以改變嗎？可以，因為大腦是唯一一個在出生後還具有可塑性的器官！大腦神經之間可以重新塑造通道，所以到老都可以學習新知識，到老對同一件事的反應與觀點都可以從負面改成正面，甚至當一個人知道自己在失智的邊緣，只要肯面對，也有可能逐漸恢復健康。不過改變並不容易，無論本人大腦是否健康，都需要有不斷提醒自己朝正思惟、改變思路的決心與耐性。

所謂三歲定八十，說的是自控力，可能到了一把年紀仍然像三歲孩子一樣不懂事。

孩子在三歲前，大腦會發育到成熟期的80%左右，這三年裏，大腦會建立700至1,000個神經連接，讓大腦建立這些連接的，就是父母的語言。

五歲定八十

世界上最有名的「自我控制」研究，是新西蘭的「丹尼登跨領域健康發展研究」(Dunedin Multidisciplinary Health and Development Study)。

這個研究追蹤逾一千人的生命，從出生一直到壯年，我曾經介紹過這個研究在積累超過30年的時候發表的資料，其實最新的研究已經積累有40多年，而且拍了一個紀錄片《*Documentary：The Dunedin Study has been looking at us up close for 44 years*》，香港的電視也曾經播放。

這個研究最觸目驚心的發現，是從出生開始追蹤一群人自我控制能力的形成，和對他們一生的影響，結論是：每天看電視多過兩個小時的孩子容易得憂鬱症。

如果想預測孩子的前途，通過自我控制能力的測試比起通過智商測試更加準確。

如果孩子在五歲已經無法控制地迷上電視、手機、遊戲機、垃圾食物、汽水，長大成人以後，很難有事業，賺錢不多，有各種病，健康不會好，容易藥物或者煙酒上癮，而且還容易進監獄，不分富裕家庭或者貧窮家庭，結果都一樣。

這些孩子成人後，比起最有自控能力的孩子，只有百分之七的人逐漸增加自控能力，其餘的人需要家人和社會協助。其實從嬰兒起到孩子的起碼整個小學階段，電視、手機、遊戲機、垃圾食物、汽水等，都是大人放在孩子手邊的！

這個研究也發現了一些其他事實：尿床和吸啜手指的習慣在長大後沒有心理影響。從小和寵物一起長大的孩子得哮喘病的機會比較低。

（類似的文章還有很多，譬如《The Dunedin Study：The examined life》）

這個研究最觸目驚心的發現，是從出生開始追蹤一群人自我控制能力的形成，和對他們一生的影響，結論是：每天看電視多過兩個小時的孩子容易得憂鬱症。

BB有記憶

我家的寶寶9個月了，她一天一天長大，與大人的互動也一個月比一個月增加，不知道從幾個月開始，眼神開始有交流，雖然還不會説話，但她的眼神已經在表達她的思想。

很多人以為3歲前的小孩甚麼都不懂，其實寶寶們完全有記憶，但你必須懂得及時捕捉寶寶們的眼神。我外母愛説，寶寶們「三翻，六坐，九會爬」，三個月會翻身，六個月會坐起，九個月會爬，當然這只是個大概的説法，每一個寶寶的生理成長都不盡一樣。我女兒六個月的時候還坐得不穩，我布置了一個梳化的角落，安置了大大小小的靠枕，讓她舒舒服服地坐好，她很喜歡這個寶座，即使本來還在唧唧哇哇鬧，只要一安頓在寶座上她立即安靜下來，可以坐十來分鐘動也不動。通常做爸爸的，也沒有太多的話，兩父女就這樣呆坐十來分鐘，女兒咬手指流口水，老爸呆看着女兒咬手指流口水，十來分鐘後被其他大人發現了，一定把寶寶搶走，寶寶通常都有一屋子爭寵的人，做爸爸的總是搶不過做媽媽的、做公公、婆婆的。

寶寶在以後的每一次，只要坐在寶座上她都顯得特別安靜自在，但是從來沒有眼神交流，我存心做一個試驗，隔開了半個月之後才又重新把她抱到寶座上。寶寶的眼神本來一直都沒有焦點，但這一次她剛安穩坐舒服後，突然看了我一眼，是有內容的眼神接觸：同樣的位置，同樣的感覺，身邊有同樣的人，這是她的大腦神經在以前的相同處境已經形成的記憶聯繫，再重複的時候，她想起來了從前的經驗！

可能有人說我太敏感，或者只是巧合，但不要忘記，我是個職業導演，我的專長就是從演員的眼神中閱讀對方心裏的潛語言，這個訓練和習慣已經有超過30年！（待續）

同樣的位置，同樣的感覺，身邊有同樣的人，這是她的大腦神經在以前的相同處境已經形成的記憶聯繫，再重複的時候，她想起來了從前的經驗！

BB幾時有**記憶**？

嬰兒從第幾個月開始有記憶？

《*Edelweiss, Edelweiss*》，《雪絨花，雪絨花》，這是老電影《仙樂飄飄處處聞》其中一首名曲，雪絨花是一種歐洲雪山小花，歌詞大意是：雪絨花，雪絨花，每天早上你來迎，小白花，清新光明，看見我總是笑盈盈。雪花兒願你花團錦簇天天長大，願你花團錦簇天天長大。

女兒出生後，這首美麗小旋律成為我為寶寶哼唱的搖籃曲，自從第一次把寶寶抱在懷裏，在接觸的一剎那，嬰兒的溫暖、纖細、嬌嫩、優雅、精巧就像一道電流進入我的身體，《雪絨花》這旋律也自然地哼了出來，可能這旋律溫馨細膩，當遇到相同感應，神經就跳過大腦，懂得自動回放。

如是者，每次有幸從家中其他大人接過十分搶手的寶寶，我都摟着昏睡的寶寶哼《雪絨花》，耐心等她渡過這一段漫長的混沌，心中不無期待她有一天從昏睡中醒來，冥冥之中這首旋律會帶給她一些回憶，好像神話中天地的形成：開始的時候宇宙一片混沌，逐漸浮現出山河大地的輪廓。

這一天終於等到了！那是她九個月的時候，她開始懂得與大人交換眼神，我把她接過來摟在懷裏，她本來在為一些甚麼事情不耐煩，我再次哼這首《雪絨花》，她忽然安靜下來，我感覺到她的小身體在我懷裏靜止了幾秒鐘，然後猛然回首盯着我的眼，笑了！眼神明明白白的在說：原來是你！

過了一星期，我再做一次同樣的「實驗」，她的反應也是忽然安靜下來，稍停幾秒鐘，然後整個上身一起轉過來，盯着我的眼笑，但這次更加興高采烈，她重複三次回頭三次盯着我笑，眼神分分明明在說：我知道了！我知道了！我知道了！

我不敢再做「實驗」，害怕當她不再有驚喜反應的時候，會給我留下一個失望的回憶。現在留在我記憶中的，是當沉睡的寶寶還有如混沌大地的時候，她已經記住了父母的聲音。

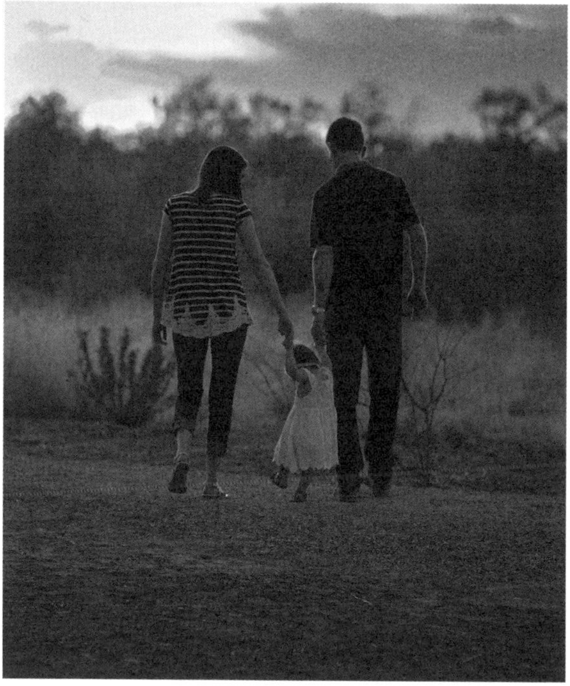

現在留在我記憶中的，是當沉睡的寶寶還有如混沌大地的時候，她已經記住了父母的聲音。

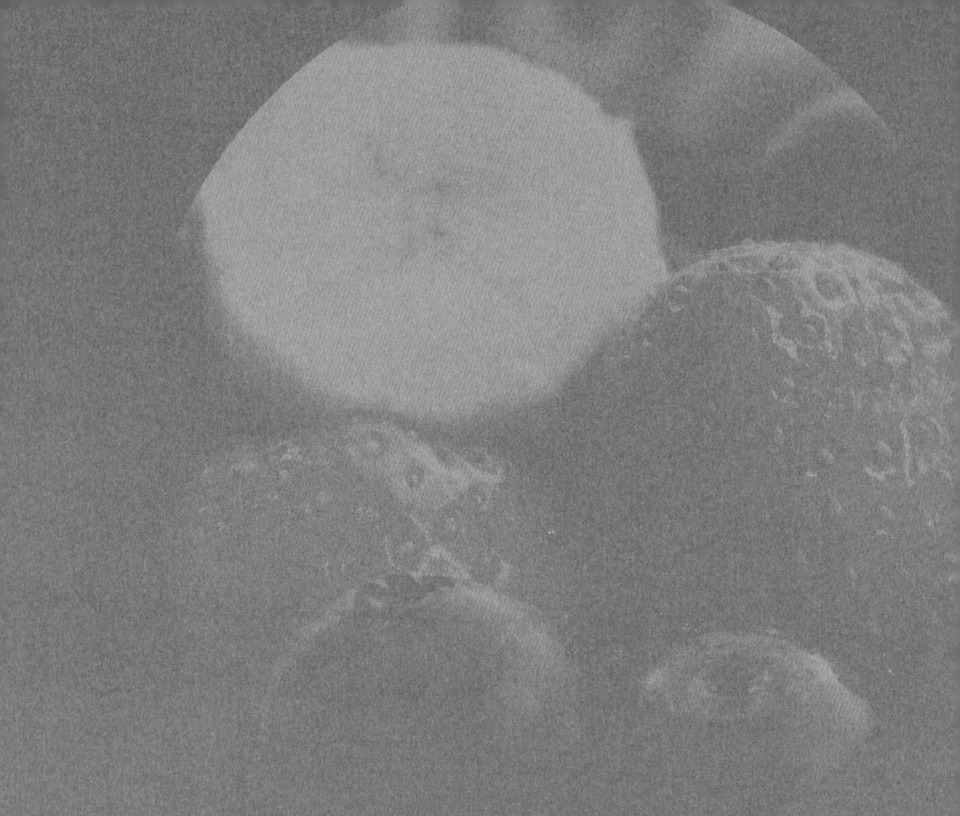

Part 4

半數人口有胃病

衞生是科學，生老病死不是愛就能改變的

不怕幽門螺旋菌

很多人以為生物共振只用來做測試，譬如測試對甚麼食物有不耐受，或者找出身體有甚麼毛病需要處理，或者想了解除了看醫生外，是否可以用食療做輔佐養生。

以上都只是其中一個功能，其實共振儀器本身就可以用來調理身體、改善健康。生物共振背後的運作原理我在之前已分享過多次，簡單來說，細胞活在一個有韻律的「運動」中，當這個韻律改變，細胞就病了，人也病了，當這個代表生命的韻律停止，人便得與世界説再見。

生物共振是一台可以模仿生命韻律的儀器，可協助慢下來的細胞韻律逐漸恢復正常，恢復自癒能力，按照身體原有的藍圖運作，吸收營養，清寒解熱，排毒祛病。自從「食療主義」引入這套德國生物共振系統後，累積了三年經驗，了解到這台儀器對改善亞健康很有效果，包括腸胃不適、皮膚敏感、失眠等；對付幽門螺旋菌特別有效。

根據經驗，這部機器對付細菌特別有效，我老婆懷孕的時候，醫生測試到她有B型鏈球菌，如果不處理，嬰兒出生的時候可能有腦炎的危險。醫生讓老婆服用抗生素，並準備在生產前一刻從血管中注射抗生素。我們擔心抗生素會破壞人體本有的生化環境，不想嬰兒一出生就缺少抗體，慎重請教了發明這台儀器的德國科學家之後，決定用沒有入侵性的生物共振儀器代替人工藥物。

兩個星期後，經過醫生測試，證實太太身體內已沒有B型鏈球菌，醫生為了保險，提議兩個星期後再重新做一次測試。我們完全配合醫生，用生物共振儀器再做了兩個星期治療之後請醫生測試，結果證實身體中已沒有B型鏈球菌。抗生素一粒沒有吃，細菌便沒有了，連醫生也覺得驚訝。這是發生在我太太身上的真事。

在醫生的護航下，自然療法將會為社會作更大的貢獻。

生物共振是一台可以模仿生命韻律的儀器，可協助慢下來的細胞韻律逐漸恢復正常，恢復自癒能力，按照身體原有的藍圖運作，吸收營養，清寒解熱，排毒祛病。

幽門螺旋菌有自然療法嗎？

2017年7月，中大醫學院公布：全球有44億人感染幽門螺旋菌，香港有半數人感染。

2016年底我曾在專欄報道過有關幽門螺旋菌的一些醫藥發現，根據瑞典大學醫科院流行病學醫生／博士Gustaf Edgren：「世界上有三分之二的人腸道中含有幽門螺旋菌，其中對AB型或者A型血的人來說，幽門螺旋菌比較容易引起癌症；腸道中有幽門螺旋菌的O型血人，也容易得胃潰瘍。」

用抗生素去殺滅幽門螺旋菌會引起別的問題，據《美國科學人雜誌》一篇研究文章（作者Martin J. Blaser）：「當幽門螺旋菌節節敗退時，消化性潰瘍和胃癌的罹患率也跟着降低，然而與此同時，食道疾病（包括胃酸逆流和一種特別容易致命的食道癌）卻有激增的現象……對於目前用來根除胃中幽門螺旋菌的抗生素療法，應重新加以評估，以免其傷害大於效益。」

根據中大多名腸胃科專家公布的資料：「它是第一種被正式界定為可致癌的細菌，若無接受治療，徹底消滅細菌，可終身帶菌。」中大專家也指出：「幽門螺旋菌對抗生素的抗藥性日益嚴重，病人或需接受兩次以上抗生素療程，甚至需種菌作針對性抗生素治療。另外，長期服用非類固醇止痛藥的人亦愈來愈多，這些病人同時感染幽門螺旋菌的話，胃出血的風險便會大增三倍。」

世上沒有完美醫學，自然療法有沒有可能在這方面作出些貢獻？前文分享過當太太懷孕時，在醫生護航下，用生物共振療法替代抗生素，成功將體內B型鏈球菌清除。據「食療主義」的同事積累的經驗，生物共振的非入侵性方法，除了成功消滅B型鏈球菌，對抵禦和排除一些病菌有很明顯的效果。根據這些寶貴經驗也設計了一套療程，為腸胃不適的人士改善肚脹、胃痛、消化不良、胃酸倒流等徵狀，無論是否染有幽門螺旋菌，都可能會有幫助。（如果停藥，需要醫生同意。）（待續）

生物共振的非入侵性方法，除了成功消滅B型鏈球菌，對抵禦和排除一些病菌有很明顯的效果。根據這些寶貴經驗也設計了一套療程，為腸胃不適的人士改善肚脹、胃痛、消化不良、胃酸倒流等徵狀，無論是否染有幽門螺旋菌，都可能會有幫助。

胃氣愈來愈多

山子是一位美麗的女孩，很年輕。她叫自己做「山」，因為她愛吃，寧可愈吃愈胖，變成一座小山，也不肯放棄暴飲暴食與垃圾食物，重新變為一位清秀可人的美少女。

其實也應該為山子想想，味蕾是有記憶的，如果從童年開始就吃不健康的食物，從小習慣了，怎麼改？可是，what goes up must come down，有因必有果，我們的祖先在20萬年的進化過程中從來沒有暴飲暴食的條件，也沒有吃過垃圾食物，我們的身體中也就沒有代謝過量食物和垃圾食物的基因。

這也解釋了為甚麼過量食物與垃圾食物會堆積在我們的身體中，變成脂肪，變成垃圾，變成遲早會要了我們命的殺手，因為無法代謝啊！所以呢，有一天，這個叫自己「山」的美麗女孩發現自己病了。從來不注意飲食健康的山子，工作也很忙，經常幫襯茶記或快餐店，塞滿肚子就把自己打發了，日復一日，年復一年。

有這樣生活習慣的人，腸道蠕動得較慢，腸胃總是馬馬虎虎。約半年前，她開始一個月有幾次飯後肚痛，胃氣愈來愈多，有時連續打嗝15分鐘，當然，兩邊粉頰同時長暗瘡。我們常說，腸道出問題，皮膚也會出毛病，而這一切只是開始！

2017年7月，中大醫學院公布：全球有44億人感染幽門螺旋菌，香港有半數人感染。如果你是這一半人中的一個，或者平時對健康知識比較留意，你可能已經了解美麗山子的健康出了甚麼問題。上個月，山子開始肚瀉、嘔吐黃膽水、發燒……（待續）

過量食物與垃圾食物會堆積在我們的身體中，變成脂肪，變成垃圾，變成遲早會要了我們命的殺手，因為無法代謝啊！

打倒幽門螺旋菌

經過長年不注意營養和過量的飲食，約半年前，小山子一個月有幾次飯後會肚痛，胃氣愈來愈多，有時連續打嗝十五分鐘，臉上出暗瘡，農曆年後更常肚痛。上個月，山子開始肚瀉、吐黃膽水和發燒。醫生為她照十二指腸內視鏡、胃鏡快速尿素試驗（CLO test），以及幽門螺旋菌的抗體測試。

胃鏡快速尿素試驗是以吞胃鏡的方式，攫取一小塊發炎或潰瘍的組織，放入快速測試片中，約一小時左右便可以得知胃部是否感染幽門螺旋桿菌。如果有感染，測試的條子會由黃色轉紅色。但山子的測試條子竟然在三秒之內已變成紅色！醫生說十分少有，極速證實山子有幽門螺旋菌，感染也引致慢性胃潰瘍。

醫生要為山子處方抗生素，這是傳統的治療方法，但山子考慮到抗生素的副作用，希望試用「生物共振」非侵入性自然療法，針對性調理日益嚴重的腸胃細菌感染問題，如果起到實質效用，就可以避免抗生素療程。

隨後的一個月，山子一周數次接受生物共振調理，也不敢再輕視飲食所帶來的健康問題，天天回家自己煮食，完全戒掉以前最喜愛的辛辣食物。一個月後，幽門螺旋菌感染帶來的肚痛或肚瀉徵狀已完全消失，臉上暗瘡所餘無幾，連皮膚的毛孔都細了，比前有光澤，腸胃健康與美麗皮膚果然是掛鈎的。不過她還是有輕微的便便不暢，是否缺乏維他命 B_{12} 呢？這是下一次生物共振測試繼續搜尋的線索，胃潰瘍雖然痊癒，但這個病容易令 B_{12} 流失，甚至引起貧血。

山子的經驗令人鼓舞，證明另類療法有可能對付幽門螺旋菌。

接受生物共振調理加上注意飲食，一個月後，幽門螺旋菌感染帶來的肚痛或肚瀉徵狀已完全消失，臉上暗瘡所餘無幾，連皮膚的毛孔都細了，比前有光澤，腸胃健康與美麗皮膚果然是掛鈎的。

半數人口有胃病

「食療主義」成立三年，一直推出食療與生物共振的健康服務，客人中最常見的問題，除了濕疹就是腸胃不適，包括胃痛、胃脹、胃氣、便秘、腹瀉、口氣、不斷打嗝、噁心嘔吐、缺乏胃口等亞健康病徵，用生物共振非入侵性的自然療法，配以戒口和改善生活習慣，有可能將不適減至最低。

我曾經報道過一位熊小姐利用生物共振將胃口和腸胃調理得很好，不再胃痛肚瀉，現在連心律不齊和眼疾都有很大的改善。食療主義無法代替醫生為客人測試，或者確診是否患有幽門螺旋菌感染，自然療法是通過增強抵抗力以抵禦類似幽門螺旋菌一類的惡菌。

幽門螺旋菌已與人類共存萬年，要等到1982年才被一位澳洲醫生Dr. *Barry James Marshall*發現，在他之前，沒有人相信有任何菌種可以在胃酸中生存。這位醫生在眾目睽睽之下，吞下十億個幽門螺旋桿菌，隨即發生急性胃炎，幽門螺旋桿菌從此受到醫界重視，證實此菌會造成胃炎、慢性胃腸炎、胃潰瘍、十二指腸潰瘍、非潰瘍性消化不良及部分胃癌。

患有幽門螺旋菌感染的人，在飯後數小時或半夜胃空的時候腹部會有陣陣絞痛。前文引用的一個案例，患者一個月有幾次飯後肚痛，胃氣愈來愈多，有時連續打嗝15分鐘，臉上出現暗瘡，持續惡化後，肚痛、肚瀉成為常態，繼而嘔吐黃膽水、甚至發燒。

一個人得病，家庭成員也容易受感染。貓和狗等寵物也會得病，我懷疑家裏的大黑狗就得這個病，所以會無故嘔黃水，我們在食物中為他放椰子油，也使用家庭版的「生物共振」為他做治療。

自然療法是通過增強抵抗力以抵禦類似幽門螺旋菌一類的惡菌。

不要嘴對嘴親吻兒童

再補充一些有關幽門螺旋菌的資料：「雖然醫學界仍未能確定幽門螺旋菌的傳播或感染模式，但研究發現，大多數患者在童年12歲前感染。感染後患者不一定即時出現徵狀，直至發展至胃炎才會出現腹脹、噁心、嘔吐及腹部不適等徵狀。」

大多數患者在童年12歲前感染，那是成年以前，為甚麼會有這個分水嶺，是否可以探討？兒童感染幽門螺旋菌的比率很高，起因是衞生問題，譬如大小便後不徹底洗手，糞便中的細菌通過嘴巴進入身體。

環境衞生非常重要，地球上很多人仍然活在沒有乾淨水、沒有熱水、工廠排污的環境中，這裏的孩子是高危一族。

還在學爬的嬰兒抓起甚麼東西都塞進口，也應該是高危一族。

此外，12歲之前的兒童都生活在父母看管的環境下，哪來的不衞生？

真的嗎？資料顯示，幽門螺旋菌傳染的渠道包括嘴對嘴，我們吃飯的時候用公筷嗎？

再者，除了洗手、食物衞生等必須強調的常識，帶菌的成人親吻兒童也有令兒童感染的危險！嘴對嘴親吻孩子是很不衞生的習慣，網上報道，父母有唇疱疹或者其他疾病親吻嬰兒，會引起孩子大病甚至死亡，中外都有這樣的案例。（待續）

嘴對嘴親吻孩子是很不衞生的習慣，網上報道，父母有唇疱疹或者其他疾病親吻嬰兒，會引起孩子大病甚至死亡，中外都有這樣的案例。

不要嘴對着嘴**親我**

我們的口腔裏有很多細菌，根據資料，在臨床上，類似的病例並不少見，例如感冒、流行性腮腺炎、扁桃體炎、肝炎、結膜炎、牙齦炎、牙周炎、齲齒、肝炎、幽門螺旋桿菌感染等等，都可能通過親吻傳染給孩子。

一些家長喜歡將食物咬碎後再餵給孩子吃，餵食時先用舌頭試試食物的溫度；餵奶前先吸奶嘴喝一兩口，以試試溫度是否適宜；進餐時和孩子合吃一份餐，都可能將病毒傳染給孩子。媽媽不卸妝就親吻孩子，又或臉上有化妝品時讓孩子親吻，都有可能引起疾病。

許多成人對拉肚子並不在意，致病細菌是通過口腔進入腸道的，因此帶菌者的口腔也可以傳播病毒。人的口腔中有大量細菌，健康的時候以益生菌為主，不健康的時候以病菌為主，拉肚子的時候就是益生菌被病菌打敗了。

幽門螺旋菌

不要嘴對着嘴親吻，親臉蛋、額頭就行了！

如果親吻者患有流行性眼結膜炎等疾病，患者會通過眼屎、眼淚及被這些病菌、病毒污染的手，或者親吻的方式傳染給孩子。面部有膿瘡皰、濕疹、癬腫等皮膚病，不要讓孩子的皮膚接觸到。

這都是12歲之前的孩子會遇到的健康威脅，12歲之後孩子長大了，你想像從前一樣親親抱抱孩子，被推開的機會很高！可是，孩子的生活環境可能因此少了威脅。聽來很殘忍，但衞生是科學，生老病死不是愛就能改變的。

「雖然醫學界仍未能確定幽門螺旋菌的傳播或感染模式，但研究發現，大多數患者在童年12歲前感染。」事出有因，以上的因素未必不值得提醒。

許多成人對拉肚子並不在意，致病細菌是通過口腔進入腸道的，因此帶菌者的口腔也可以傳播病毒。

提高體溫有辦法

改善「冷腳一族」體質的方法，其實關鍵詞只有四個字——提高體溫。提高體溫後，不但改變了「冷腳一族」的怕冷，也大大提升了人體的免疫力。

人體的正常溫度大約是36.5至37.5℃（97.7至99.5℉），正常體溫不是固定的，最高在下午，最低在午夜二時至四時，相差可以達攝氏半度或華氏一度。如果低於36.5度，那就不只是怕冷，這一生可能都要比別人下更多工夫身體才會好，女性也可能較難受孕，所以應該想盡辦法保持36.5度的基本體溫。

根據資料，體溫每下降一度，免疫功能就會下降37%，基本的新陳代謝降低12%，體內酵素的活性減少50%，即這個人會面對各種健康考驗！

地球上的生命現象從酵素（enzyme）的出現開始，沒有酵素就沒有生命，體內酵素是指代謝酵素和消化酵素，體內需要自行產生才能維持生命活動，包括提升免疫力與自癒力、糖、脂肪、蛋白質的代謝、解毒、排洩等活動。可以想像推動這些生命迹象的功能只剩下一半嗎？體內酵素就好比複雜的人體化工廠中的發動機。還有第三種來自食物的外來酵素，可以適當幫補一下。

研究顯示，當體溫上升到比正常體溫高一度，免疫力就會增強五至六倍。日本曾以子宮癌細胞為對像做過實驗，得出這樣的報告：溫度在39.6度時癌細胞大量死去，而在這個溫度下正常的細胞並不會受到影響。

除了已經講過的提升體溫方法，還有一些簡單有效的方法。肚圍（腰封）是其中一種，肚圍溫暖腹部，提高身體溫度，改善全身的血液循環。加強版：在腰間再加上一個暖包。（待續）

根據資料，體溫每下降一度，免疫功能就會下降37%，基本的新陳代謝降低12%，體內酵素的活性減少50%，即這個人會面對各種健康考驗！

體溫與益生菌

體溫在腸道健康出現問題的時候也會急促改變，如果是急症，通常體溫會急促下降，長期體溫偏低的人，大部分腸道都可能不健康，有排便的問題。

腸道健康與益生菌有很大關係，譬如便秘與腸激症，很多讀者與「食療主義」的客人在服用我推薦的瑞典益生菌後，健康得到了改善。特別提出「食療主義的益生菌」並非沒有原因，我們向社會推出的*ProBion*瑞典益生菌，可能是全球唯一有臨床實證的商業性益生菌，確保益菌直達大腸發揮強大功效，與其他方式生產的益生菌有基本上的不一樣。（*Hibberd AA, Lyra A, Ouwehand AC, et al, Intestinal microbiota is altered in patients* with colon cancer and modified by probiotic intervention, BMJ Open Gastroenterology 2017；4:e000145. doi:10.1136/bmjgast-2017-000145）

益生菌是活體，進入身體後，與所有食物一樣，會經歷強烈的胃酸和膽酸的消化過程，進入腸道後已經九死一生，但我們從歐洲帶來的瑞典益生菌，通過專利的製造工藝，只在腸道中消化，這樣就保證了療效。

我曾收到一封讀者來信說：「Dear Mr. Yim，我試過你店的三種益生菌，效果的確比我吃開的好！如果我長期保健吃，及你提過益生菌兼有降血糖作用，應該吃哪一種呢？謝謝！Cheers，T。」

像這位小姐一樣的留言與口碑，在用家之間是常見的，不過我們的益生菌有四種，每一種都包含不同的菌種，發揮不同的功能。益生菌可以改善糖尿病，這個健康資訊我已經報道過，具體是哪一種，最好親自去「食療主義」諮詢，或者先做一個生物測試，為自己訂造一套最合身的食療。（待續）

益生菌可以改善糖尿病，具體是哪一種，最好做一個生物測試，為自己訂造一套最合身的食療。

改善大腸癌的新窗口

腸道環境好比原始森林，好菌與壞菌生死大戰，從一個人出生的一刻鬥到最後一口氣，但作為身體的「主人」，一輩子都不知情。

惡菌增加了患大腸癌的風險，每年全球有140萬人患上大腸癌，在香港大腸癌是第二號殺手，2015年的死亡個案達2,073宗。在這些統計數字中，有五個是我認識的人，甚至是我的好朋友！

大腸癌明顯是腸道健康出了問題。今年我在專欄報道過，在2016年「食療主義」的*ProBion*瑞典「四益菌」通過了瑞典哥德堡大學的臨床研究。「四益菌」按照不同人的腸道狀況有四種選擇，其中C字頭配方的叫*Clinica*，15名需要在兩個月內動手術的大腸癌病人，參加了這項使用C字頭益生菌的臨床研究，分兩次從腸道黏膜、腫瘤以及糞便抽取活檢樣本，第一次是在照腸時，第二次是在切除腫瘤手術時。

在等候做手術期間，八名病人每天服食兩粒C字頭片劑益生菌（含乳雙歧桿菌 *Bifidobacterium lactis* 70-80% 和嗜酸乳桿菌 *Lactobacillus acidophilus* 20-30%），而控制組中的七名則沒有服用益生菌。

結果，服用了益生菌的病人糞便裏大幅減少了大腸癌的惡菌，而且腸道裏增加了幾種對抗癌、抗炎有效的益菌。結論：某些益生菌對大腸癌有療效，也證明我們的益生菌功效直達大腸！

「四益菌」分別針對四種腸道狀況：一、*Active* 適宜蠕動較快的腸道，譬如經常拉肚子；二、*Basic* 適宜蠕動較緩慢的腸道，譬如便秘；三、*Clinica* 適宜消化長期失調，譬如腸激症，有時便秘有時又拉肚子；四、*Daily* 適合一般保持腸道菌叢平衡。

以上這種益生菌我們在三年前已經引進香港，口碑正面，難得的是，這個產品可能是全球唯一有臨床實證的商業性益生菌，這樣我更有信心為大家推薦。腸道健康是為身體升溫的重要基礎。（待續）

服用了益生菌的病人糞便裏大幅減少了大腸癌的惡菌，而且腸道裏增加了幾種對抗癌、抗炎有效的益菌。結論：某些益生菌對大腸癌有療效。

洗澡不當死萬人

每年的12月、1月期間是洗澡高危時期。講體溫不可以不講冬天洗澡的危險，日本每年因為洗澡不當而死亡的有超過萬人，其中約九成是65歲以上人士，毛病就出在洗澡時先洗頭！

多數人洗澡都是先洗頭然後沖身，專家指出，由於冬季氣溫低，脫衣服後血液會集中於頭部和內臟，若立即洗頭容易中風。

正確程序：因為末梢循環比較差，因此洗澡時先洗四肢，再洗臉、沖身體，最後才洗頭，便能防止血壓突然改變。

最佳洗澡時間：傍晚六至八點，要避開剛吃飽飯的時間。特別是上了年紀後，血管彈性差，能夠容忍的血壓變化很小。血壓在一天中會有規律變化，大約在晚間八點後慢慢下降，凌晨兩、三點最低，待四點後又開始爬升，隔天早晨達到最高峰。傍晚六至八點血壓活動較小，這時候洗澡，能夠預防溫度改變造成血管劇烈收縮或擴張所造成的影響。

積極的預防方法：

一、先用電熱器提升室溫，之後才脫衣服，這樣可以減少體溫落差帶來的血壓突然改變。

二、喝熱水或運動讓體溫上升後再洗澡。

三、暖身食療：用黑豆一把乾炒，炒至有香味的時候加兩杯水煮滾，去渣，在黑豆湯中加入三、五條丹參，一、兩片甘草，三、五片西洋參，稍微再煮滾一下，然後連湯水帶這些食材泡在保溫杯中，一天中當茶葉泡。黑豆湯可以多煮一些，需要的時候再加熱。黑豆補腎，丹參去瘀行血，西洋參補氣，甘草潤肺、止咳和祛痰。

四、每天早飯後直接服用一湯匙亞麻籽油，含豐富奧米加三，軟化血管。

五、平時經常按壓肚子四指下的「關元穴」，幫助身體溫暖。

因為末梢循環比較差，因此洗澡時先洗四肢，再洗臉、沖身體，最後才洗頭，便能防止血壓突然改變。

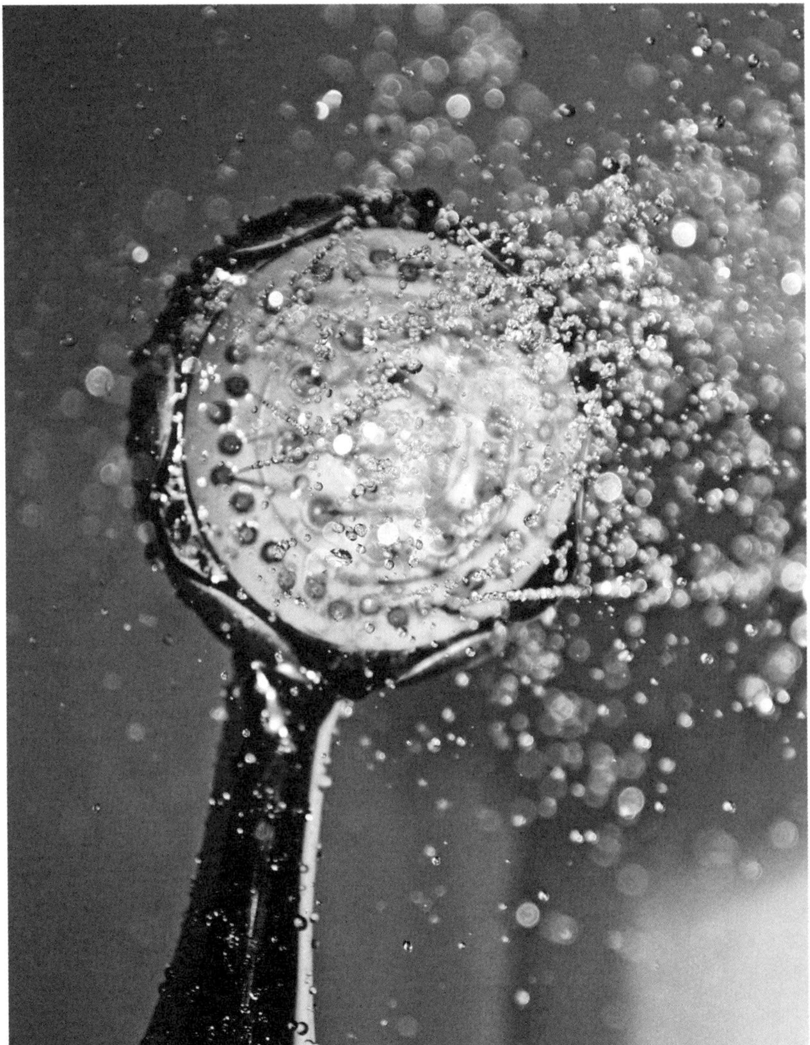

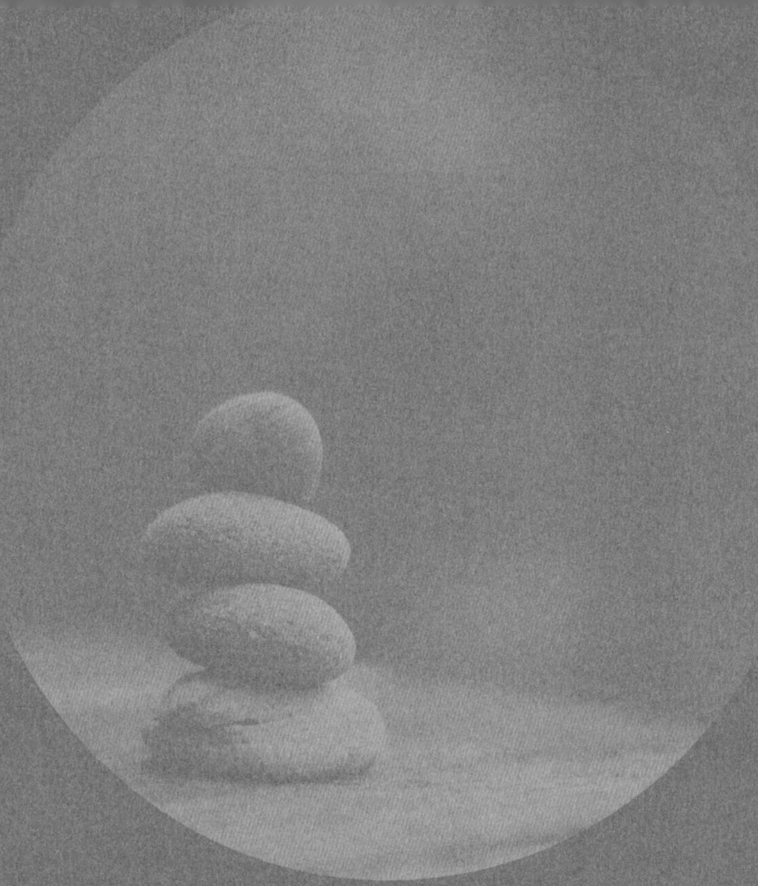

Part 5

改善體質，百病不侵

如果見到自己印堂發黑

戴眼鏡是為了改善近視。到了近年，戴眼鏡框是為了貪靚。不過，我非常超越年代，在小學一年級已經貪靚，看見家父和兄長都戴眼鏡，無比羨慕，很記得為了「長出」近視來，故意做盡一切大人説會引致近視的壞習慣。

過了一個暑假後果然如願，第一天戴眼鏡上學，漂亮的班主任姐姐定睛看了我半天，忍不住笑起來。

後來當然很後悔，不過，也不是為了健康而後悔，只是為了象徵型男的黑眼鏡一款比一款誘人，近視眼配黑眼鏡實在不方便。再後來開始了解養生，發現其中一個養生法寶是「手不離臉」，戴着眼鏡按摩臉實在不方便，那時才開始真的後悔。

臉部與頭部神經是人體最複雜的神經群，經常按摩可以紓緩一些徵狀，最近我從網上發現一個按摩印堂的方法，直覺就是真東西，想與大家分享：

通常我們頭暈、疲憊、頭痛的時候，往往會不由自主地按揉前額，或者用拳頭輕輕敲打，這樣會感覺舒服很多，這無意間的一敲一打，可能正好刺激了我們心、腦問題的核心——眉心。眉心是人體血壓、血脂控制點，是中醫說的「印堂穴」，武俠小說中說的「上丹田」，「意守上丹田」，則是氣功大師與一些教派的不傳秘法，認為可以獲取長生延年的「內丹」，也啟發特異功能。

印堂穴位於臉部左右眉間的正中央，用中指或者大拇指去按，如果有痠痛的感覺，說明找對了，也說明你最近太疲勞，需要為自己按摩，需要休息。如果發現鏡子中的你這個部位發黑，「印堂發黑」絕對不是一件好事。

（待續）

通常我們頭暈、疲憊、頭痛的時候，往往會不由自主地按揉前額，或者用拳頭輕輕敲打，這樣會感覺舒服很多，這無意間的一敲一打，可能正好刺激了我們心、腦問題的核心——眉心。

打通眉心，百病不侵

眉心是人體血壓、血脂控制點，是中醫說的「印堂穴」，氣功說的「上丹田」，氣功大師認為「意守上丹田」可以延年益壽。

印堂穴位於臉部正面，左右眉間的正中央，如果睇相師傅說你「印堂發黑」，那可能要面對相當晦氣的變化，當然也不一定有相關的必然性，但如果是中醫發現的，那麼就必須重視。

這個部位的顏色你也可以自己觀察，除了發黑，還有明顯的過紅又或很不健康的發黃。根據《黃帝內經．靈樞．五色篇》：

一、印堂發黑，說明人體心臟功能不佳、腦部供血不足、心腦缺血缺氧，甚至有心肌梗塞的情況。

二、印堂過紅，代表血脂異常、血壓高、脾氣大、易中風。印堂過紅的人，也可能同時兩邊臉頰發紅，這都是高血壓的表象，高血壓患者的心臟擴大、心肌肥厚、心肌收縮力增加，引起頭部血管擴張充血。現代愈來愈多人患高血壓，由於徵狀不明顯，其中有四成的患者並不自知。老年陰虛、肝火盛，容易發脾氣，也會臉頰潮紅，可能伴有紅眼袋，但如果沒有血脂高、血壓高，應該不會印堂過紅。

三、印堂發黃，說明這個人的氣血不足、脾胃虛弱等。這樣的體質，臉上也沒有健康的血色。

血脂、血壓、腦供血等問題都被這印堂穴所控制，如果能夠把這裏打通了那很多問題就能夠迎刃而解。資料說：「打通眉心，百病不侵」，到底用甚麼方法？（待續）

血脂、血壓、腦供血等問題都被這印堂穴所控制，如果能夠把這裏打通了那很多問題就能夠迎刃而解。

刺激**印堂**通大腦

刺激印堂還有醒腦、通竅、明目的功效。印堂穴位於臉部正面，左右眉間的正中央。經常按摩這個印堂穴位，可以使頭腦反應敏鋭，增強記憶力、改善視力減退。

此穴對慢性鼻炎引起的鼻塞，以及伴隨而來的頭昏、頭痛、嗅覺功能減退等，也具有調理和改善作用。

自我取穴按摩法：

一、用拇指或者用中指按摩，用力適度。每天早晚各揉按一次，每次大約二至三分鐘；

二、也可以採用拇指、食指捏起兩眉之間的皮膚稍向上拉的方法，每日早晚各提拉50至100次。

這樣每天刺激穴位，腦袋會特別清醒，眼睛也特別明亮。有意識地刺激打通這個控制點，腦的供血問題就會有改善，對頭痛、頭暈等高血壓所引起的徵狀有很好的效果。

要強調的是，腦供血不足並不是高血壓患者的專利，半數以上的吃腦族都曾經、或者現在、未來都會經歷這個問題而不自知，其中包括學生。在身體衰弱和年老人群中，這個問題也很普遍。缺乏運動、經常生活在室內的人群中也很普遍。

夏季很多人都會出現頭暈徵狀，大多數情況下人們會認為是天氣炎熱引起的中暑，或者是長期呆在空調房裏引發的空調病。其實，也許你已悄悄的得了腦供血不足。這一部分的人未必有血管病，中醫可能叫「氣虛、血瘀、陰虛」，與生活、飲食、壓力、環境有關，久坐室內缺少氧氣，血中含氧量低，也會有這種徵狀。（待續）

印堂穴對慢性鼻炎引起的鼻塞，以及伴隨而來的頭昏、頭痛、嗅覺功能減退等，也具有調理和改善作用。

改善大腦缺氧秘方

「不吃端午糭，寒衣不入篢」，「篢」是衣櫃的意思，廣東話唸「籠」，香港的夏天是從端午節正式開始的！夏天悶熱更多人犯睏，其實就是空氣濕度大，空氣中的含氧量降低，人就懨懨欲睡。

同時，人體為了散熱，血液會聚集於體表，大腦的血液供應更加減少，這又是令到大腦缺血缺氧的原因。第三個令人張不開眼的原因：夏天大量出汗，體內水份不斷流失，血液愈來愈黏稠，血液循環不暢，大腦更缺血缺氧！

大腦缺血缺氧有可能影響睡眠，也可能加深焦慮症。現代人愈來愈多患焦慮症而不自知，工作壓力是起因，沒有即時調整情緒是助因，天氣和環境則令徵狀惡化。這裏有一個食療秘方：除了頻繁多喝水，還有經常介紹的布緯食療！

我們說過，布緯食療是提升細胞含氧量的高手，根據布緯博士的布緯食療，當中的亞麻酸有着驚人的降血脂和降血小板聚集的功能，有效防止血液過於黏稠，讓血液流動更加順暢，阻止了供血不足的可能。亞麻酸產生的DHA是大腦食物，提供腦細胞能量。

以下一點更值得注意，根據網上資料，亞麻酸促進正常腦電波傳導，抑制異常腦細胞訊號的傳導，從而使腦細胞得到充分休整，克服人的焦慮，調節人的睡眠！焦慮症的人無法控制胡思亂想，但這種食物可以「抑制異常腦細胞訊號的傳導」！

還有人低血壓，蹲久了起身就會眼前發黑、頭暈目眩。有人晚上不睡覺，身體供給腦、腎、胃、脾、肝、膽等的血量就少，也會頭暈、頭痛。這些人群，包括年輕人，也都需要補充亞麻酸，只有身體裏的亞麻酸充足了，睡眠才會正常，情緒也會穩定。（待續）

亞麻酸促進正常腦電波傳導，抑制異常腦細胞訊號的傳導，從而使腦細胞得到充分休整，克服人的焦慮，調節人的睡眠。

頭昏腦脹、發脾氣

食物中能改善腦供血和帶氧量的食物有很多，包括生蒜頭和奇異果，前者促進血液循環、幫助預防血管硬化，後者含有大量維他命C、K、A、B_6、葉酸和鉀，同樣可以減低形成血塊和高血壓的風險。

如果不習慣蒜頭的辛辣味，可以考慮服用功效特強的瑞典蒜頭水，這個產品進入香港三年，得到愈來愈多人肯定它多方面的效用，包括改善皮膚問題、減少傷風感冒、咳嗽快好和穩定血糖。

腦最需要充分的血和氧氣的供應，氧氣由血液帶到腦袋，而腦所用的氧氣比肌肉的需求多三倍，所以供血量一定要足夠。腦一刻也不能缺氧，但有時候我們腦的供血量會稍微不足，不是嚴重不足，因為嚴重的話就會導致中風，但輕微不足都會引起一些徵狀，很多人特別是老人家和身體虛弱的人士，都可能不自知。

亞健康狀態引起的腦供血不足，可能會引起短暫性的說話困難、吐字不清、失語或辭不達意。不少人有突然暈眩感，有的人短暫性視物不清，耳鳴、聽力減退；有的肢體無端痛幾下；也有可能整天頭昏腦脹，無法集中精神；有的人表現為失眠；有的人性格有些變化，如孤僻、沉默寡言、表情冷淡，突然會發脾氣、急躁不安；有的可以出現短暫的意識喪失或智力衰退，甚至喪失了正常的判斷力，這些都與腦供血不足有關。

平時不要連續工作超過一小時，一日中多次散步，每次三到五分鐘，不時喝杯水上個廁所，經常按摩頭、面，當然要按摩印堂穴，試試幫身體復元。

我試過有三個食療對改善這個徵狀很有效，其中有成本很貴的食材，也有價錢大眾化的食材。(待續)

腦一刻也不能缺氧，但有時候我們腦的供血量會稍微不足，不是嚴重不足，因為嚴重的話就會導致中風，但輕微不足都會引起一些徵狀，很多人特別是老人家和身體虛弱的人士，都可能不自知。

甚麼人怕熱又怕冷？

中醫說的陰虛，可理解為身體吸收營養的能力低下造成能量不夠，所謂虛就是不足的意思。不足未必是食物不夠，更有可能是吃得太多，器官超載被打沉；或器官太弱，無法把營養運送到目的地。

當血液循環不好，血的含氧量低，能量便低下，這樣的「陰虛」，徵狀是經常疲乏、易怒、精神無法集中、燥熱、手腳心發燙，若照鏡子，可能看見眼袋發紅或發黑或紫中帶紅。陰虛的人睡眠不會好，腦中常有無法控制的胡思亂想，但睡眠不好會引起更嚴重的陰虛徵狀，造成惡性循環。壓力大、工作責任重，會引起嚴重陰虛，可能比食物帶來的傷害更大；喝酒，或喜歡大魚大肉、甜品、少蔬菜，也會引起脾、胃陰虛，也引起肝火。

陰虛的人容易上火，通過肺、氣管、咽喉和鼻腔往外排，徵狀可以是牙肉腫、口瘡，這時候只要稍微吹點冷氣，容易喉嚨發炎、感冒，所以陰虛

陰虛

的人怕熱又怕冷。

吃腦一族與年紀大身體虛弱的人很多都有陰虛，陰虛徵狀發作的時候頭暈腦脹，對大量案頭工作的人來說簡直是噩夢。我自己屬於高度吃腦一族，思傷脾，也傷胃，除了上述徵狀，到應該吃飯的時候會一點胃口也沒有。歷年來我為自己找過不少「秘方」希望改善，其中一個是受中國歷史上唯一女帝武則天啟發！

據說，這個秘方出自典籍記載：武則天的養顏秘方養血與滋陰並重。請注意，連續分享了很多天血氧不足、陰虛，這個秘方剛好就是「養血與滋陰並重」，而且根據記載，這還是一個養顏秘方！

武則天的秘方有三味食材：藏紅花、鐵皮石斛、靈芝，這三味食材價錢不菲，到底功效如何？

我曾經在幾年前介紹過藏紅花（Saffron），雖然叫藏紅花，但西藏不出藏紅花，藏紅花產地在中東與西班牙，藏紅花貴，紅花便宜不值錢，要去信得過的地方買。

這幾篇文章都在講血，藏紅花的主要作用就在於血，具有養血、活血、補血、行血、理血等功能；陰虛的人血瘀、燥熱，藏紅花可以活血化瘀、涼血解毒；陰虛的人憂鬱、煩躁，藏紅花可以解鬱、安神。

有愈來愈多的研究顯示，藏紅花有顯著的抗焦慮、延長睡眠時間的作用，還可以調節大腦的資訊細胞，提升記憶，所以武則天年紀大了自然需要藏紅花。

這東西還「對心腦血管疾病、調節肝腎功能、調三高、抗腫瘤癌症等療效顯著」。藏紅花也很合適婦科病，主治月經不調、經閉、產後瘀血腹痛、不孕不育等婦科疾病。（待續）

武則天的養顏秘方養血與滋陰並重，其秘方有三味食材：藏紅花、鐵皮石斛、靈芝。

武則天的**秘方**三味

鐵皮石斛（廣東話唸「石盒」，普通話唸「石壺」），自古都是貴重藥材。石斛滋養脾胃，保護胃黏膜，對於脾胃虛弱，或者胃液不足、容易胃酸倒流的人十分有益，近年來價格炒到很高，最好去有信譽的店舖購買。

我曾經寫過「不要得罪肝」，肝是身體中第一重要、第一繁忙的化工廠，晚睡、煙酒、壓力、過多的食物等通通傷肝，需要通過食物幫肝完成每天的繁重工作，其中石斛「保肝護肝、清熱利膽」，是肝臟的清道夫。陰虛的人容易肝火旺盛，手心、腳心發熱，這都屬於石斛拿手主治的範圍。

武則天的秘方三味有藏紅花、鐵皮石斛、靈芝，現在已經為大家介紹了兩味，我曾經把這三味藥請教經常出現在我文章中的一位好朋友，天師伍啟天的意見，天師可以說是一位方外奇人，精通中醫、風水、占卦、佛學、太極，更是一位中國畫高手，他的意見是這個方很平和，適合大部分人，其中靈芝一味「更是妙不可言」！

靈芝被視為救死扶傷的極品草藥，它是一個理想的「適應原」，所謂「適應原」，就是它能按身體的需要扶正，需要補哪裏就補哪裏，能增強抵抗力，固本培元，無論是心、肝、脾、肺、腎的虛弱都可以滋補。

這樣靈芝等於能把藏紅花和石斛的藥效，加上靈芝自己的療效推引到全身，方方面面都照顧到，幫助陰虛的人重新吸收營養！不過，我卻沒有用靈芝……（待續）

靈芝被視為救死扶傷的極品草藥，能按身體的需要扶正，需要補哪裏就補哪裏，能增強抵抗力，固本培元，無論是心、肝、脾、肺、腎的虛弱都可以滋補。

加不加靈芝？

靈芝所治病種涉及呼吸、循環、消化、神經、內分泌及運動等各個系統，涵蓋內、外、婦、兒、五官各科疾病，但我卻沒有用靈芝。

靈芝需要當藥物一樣去煲煮，藥湯很苦，如果每天喝，或者當茶水一樣一天多喝幾次，恐怕很難堅持。每天煲藥、把喝剩的藥湯加熱，這個程序也有些麻煩。我個人喜歡的食療是儘可能簡單又有效。

藏紅花和鐵皮石斛的味道清淡、甘甜，很適合在一天中當茶水喝。再者，我的本意是為了改善壓力大而引起的脾胃虛、肝火旺、睡眠質量不好、手心腳心潮熱、疲乏、情緒容易失控，用這兩味食材，把靈芝改成西洋參，在我而言已經完全可以達到改善目的。

我相信如果加上本來的靈芝先喝三、五天之後，再轉服藏紅花、鐵皮石斛、花旗參茶，效果可能會更好；但最好根據個人的情況和體質自己做衡量，或者請教中醫最到位。

當飲食和生活習慣不一樣，體質也就不一樣，譬如我不相信武則每天都有做運動；再者，宮廷飲食再清淡也有制度，廚官讓女皇吃小米粥加一個白水煮蛋當一餐，可能會被斬頭，武則天的御醫們也不懂益生菌。

藏紅花、鐵皮石斛和靈芝這三味藥材都可以整治血液的質量，為血液增加氧氣，難怪有改善三高、糖尿病和殺死癌細胞的功效，相信可以為恢復自癒系統起到明顯的效果。當然應該避免的食物還是應該盡量忍嘴！

這三味食材應該各用多少分量？（待續）

藏紅花、鐵皮石斛和靈芝這三味藥材都可以整治血液的質量，為血液增加氧氣，難怪有改善三高、糖尿病和殺死癌細胞的功效，相信可以為恢復自癒系統起到明顯的效果。

藏紅花、石斛、花旗參茶

藏紅花、鐵皮石斛、花旗參茶用多少分量？

一、先準備一個方便型暖水壺，我用的一個大概六寸高，不到兩寸寬。

二、藏紅花用十條到二十條左右就夠了，這東西比頭髮還細。

三、鐵皮石斛用十顆左右。這些東西省着吃，因為價值不菲。聽説以前有大戲老倌出台前也只是含一顆，已經聲宏氣足云云。不過太少可能不起作用。

四、西洋參三、五片。

五、食材放在暖水壺，加滿熱水，悶焗兩個小時以上。一天中當茶葉，喝完了加水，泡一陣出味以後再喝，最好空肚喝。中間還是需要喝白水，夏天需要喝很多水。這是第一天。到了晚上，加滿熱水再泡。為第二天做準備。

六、第二天再喝一天。到了晚上已經泡不出味道，千萬不可以倒掉「藥渣」，要放在雪櫃中。

七、第三天，把「藥渣」用一到兩杯水，文火煮三十分鐘，煮出來的湯水有茶色，石斛的精華這樣才出來。

石斛也應該吃掉，皮不可以吞下，細嚼後真的會變成鐵皮一樣硬。石斛的肉黏糯，很好吃。石斛屬於蘭花類，因為產地不同，也有不同的名字，譬如霍山石斛等，其中以鐵皮石斛療效最高。石斛本來是一條草根的樣子，烘乾後搓成一粒比黃豆大的丸子，好像鐵觀音的樣子。

天師認為這樣的配搭很適合南方人，他建議年紀大的人加半湯匙（喝湯的湯匙）炒米一起泡，可以暖胃。炒米做法：普通的米放在鍋裏不放油乾煸，開始變黃有香味就已經好了。

以上一劑分三天的吃法可以長期服用，對身體會有補益。孕婦不適宜。

（待續）

藏紅花、石斛、花旗參茶很適合南方人，年紀大的人加炒米一起泡，可以暖胃。

香港人肝火旺有道理

社會急劇變化，工作負擔與生活壓力愈來愈嚴重，這是世界的趨勢，同時，跨國調查已證明：香港勞動市民是人類社會中工時最長、最辛苦的一群。

瑞士銀行的調查檢視全球71個城市的15個工種，發現香港是全球工時最長的城市，每周平均工時超過50小時；印度的孟買排第二，43.78小時，比香港還要少幾乎一個工作天！比起全球平均工時，香港市民要多做38%！巴黎人屬於全球中最歎，平均一周工作30.84小時，比香港打工仔少做幾乎一半！法國政府還要考慮立法，禁止員工在周末或傍晚傳送與工作相關的電郵。

至於有薪年假及銀行假等福利，香港打工仔一年平均有17.2日有薪年假，較全球平均的23日少！香港人的勤勞在世人眼中有目共睹，但大部分人辛苦一生卻連買樓的能力也沒有，我們的社會在甚麼時候出了問題？

有研究發現，人們在工作及生活中面臨的心理壓力日益增大，心理健康受到嚴重威脅，過長工時、飲食營養不均、責任擔挑過重、工作缺乏創造性和多樣性，加上工作環境惡劣或淺窄等因素，與上升的疾病率及離職率有較高關係。

這一切都不期然刺激肝，所以現代城市人大多肝火旺。這幾篇文章介紹的食療就是為了降肝火，讓大家日子好過一點，自求多福算了。前文介紹了藏紅花、石斛、花旗參茶，之後會介紹的紅景天、花旗參、枸杞子茶，同樣滋陰、補氣血、清肝明目。適合平日工作忙碌、頭昏腦脹、心情容易煩躁、煩熱、睡眠不穩、心情鬱悶、生熱痱等。

人們在工作及生活中面臨的心理壓力日益增大，心理健康受到嚴重威脅，過長工時、飲食營養不均、責任擔挑過重、工作缺乏創造性和多樣性，加上工作環境惡劣或淺窄等因素，與上升的疾病率及離職率有較高關係。

紅景天、花旗參、枸杞子茶

紅景天、花旗參(又叫西洋參)、枸杞子茶，特別適合陰虛體質的群體，平時案頭工作壓力大、吃腦一族頭昏腦脹、心情煩躁、睡眠量不好、憂鬱等症狀都有改善作用。

紅景天 *(Rhodiola rosea)* 有明顯改善腦供血效用，可能大部分人都聽說過這是去西藏高原必備的藥物，可以提升血中氧份，改善高原缺氧帶來的頭昏腦脹、呼吸困難。其實紅景天早已在古時候維京人時代的歐洲已經被認識，紅景天不是中國特有，它生長在亞洲北部寒冷的高原地帶，也生長在東歐，維京人當它是補藥，吃了精力充沛。

到了現代，西方人也已經把它的功用逐一發掘出來，它的作用包括消脂、補充精力、提升血液含氧量、提升腦功能、改善抑鬱症。紅景天也是其中一種強有力的適應原，幫助人適應來自包括體能、化學、與壓力方面的挑戰，所以西藏人會用它適應高原的挑戰。

比起藏紅花和鐵皮石斛，紅景天很經濟。紅景天是植物的根，用一、兩片已經可以泡一天，加上花旗參三、五片，枸杞子一小撮，當茶葉泡在暖壺中，泡一、兩個小時以後可以喝。喝完後再沖水，再泡，泡到最後再煮一泡，不要浪費。

中國古代第一部醫學典籍《神農本草經》，將紅景天列為藥中上品，服用紅景天輕身益氣，不老延年，無毒多服，久服不傷人。能補腎，理氣養血，主治周身乏力、胸悶等；還具有活血止血、清肺止咳、解熱，並止帶下的功效。（待續）

中國古代第一部醫學典籍《神農本草經》，將紅景天列為藥中上品，服用紅景天輕身益氣，不老延年，無毒多服，久服不傷人。

明目減壓去肝火

再介紹一味茶，適合睡眠質量不好、晚睡、便秘、眼睛乾澀、眼睛昏花、甚至視物不清等，這些症狀都可能是肝火旺引起，也有可能會有血壓高的症狀，或者口苦、性情急躁，易怒，胸脅疼痛等。這茶很簡單，食材也很經濟，當然其中一味陳皮的價錢可大可小。

這茶的食材如下：梔子花、陳皮、山楂。梔子花十克，其他各十二克，當茶水沖泡一天。功能清肝健脾，去除口中苦味。現代人的問題時吃得太多，每一餐都吃到肚皮撐破，其實這樣也傷肝，這一味茶也適合為吃太多的人消食。

有研究發現，梔子以及梔子花有效促進肝臟的健康；很適合高血壓患者服用，具有降壓的效果，並且這種效果是持久性的，所以血壓不會出現反覆升高或者是下降的情況。

想不到梔子花有那麼好的功效，這種花在我每天行山的路邊上都有野生的，我們家也曾經種過，白色的花很香，可惜後來被螞蟻咬死了。另外再介紹兩味清肝解鬱茶，這幾篇文章介紹的茶可能適合不同的身體狀態，身體狀態有如天氣，不可能每天一樣的，自己不妨換着喝多試試。

玫瑰杞子飲（一人分量）：玫瑰花蕾十朵八朵，杞子一小撮，二十到三十粒，放入保溫瓶內焗大約半小時，當茶水沖泡一天。這茶可以經常喝，可以疏肝解鬱，明目。

再介紹一味桂圓肉洋參茶：乾桂圓肉幾顆大約十克，花旗參三、五片，放人保溫瓶內焗大約半小時，當茶水沖泡一天。這茶也可以經常喝。

以上這些茶都有解鬱、解乏、幫助睡眠的功效。

梔子以及梔子花有效促進肝臟的健康；很適合高血壓患者服用，具有降壓的效果，並且這種效果是持久性的，所以血壓不會出現反覆升高或者是下降的情況。

冬天夏天都手腳冰冷

很多人屬於「冷腳一族」，明明沒有甚麼了不起的大病（譬如糖尿病），但到了冬天就下肢冰凍，從肚臍以下凍到腳趾，即使在炎熱的夏天也好不了多少，進到冷氣開放的室內很快便變成「冷腳一族」。這是甚麼原因？

「冷腳一族」中，有些人的手也是長期冰凍，明顯是血液循環不好，這其中除了走路或運動太少之外，也可能與自主神經疲弱有關。簡單說，一個人憂思太重，想事情反反覆覆，會影響身體的血液循環，這群人中女性又比男性多。

氣血虛弱、脾胃偏寒的人容易手腳冰冷，這群人如果愛坐、吃素或者吃肉少，會加大徵狀。有部分人如果長期不吃肉食或者分量不夠，脾胃容易偏寒，這樣也會成為「冷腳一族」，這可能與血型有關。脾胃偏寒的人喜歡熱的飲食，喝杯熱茶可以暫時溫暖手腳，但沒多久又會打回原形。以上說的幾種情況，經常會在一個人的身上同時出現。關鍵是要改善本身的氣血循環。

這群人如果進補好不好？萬萬不可！這群人中的大部分人其實是假寒底，如果在氣血未疏通之前進補，立即虛火上升，手腳冰冷的狀況未見改善，還會嘴潰瘍、臉上爆暗瘡、失眠和便秘。

甚麼叫假寒底？這一群人其實寒熱夾雜，身體中有熱，可是又因為體虛而導致身體陽氣不足，中醫叫「陰虛燥熱」，這類人平時晚睡、愛吃辣、不運動，可能還加上抽煙、喝酒。另外，平時憂思重、壓力大或者吃腦一族，這群人容易得中醫說的「氣鬱」，影響全身的氣血循環，體內陽氣被憂思所壓，容易手腳冰冷，即使平時飲食健康、早睡和有運動，結果仍然會「陰虛燥熱」，變成寒熱夾雜的假寒底。事實上，人體很少只有單一問題，大多屬於寒熱夾雜。所以，大部分的「冷腳族」其實都不適合進補。

如何知道自己是假寒底？（待續）

氣血虛弱、脾胃偏寒的人容易手腳冰冷，這群人如果愛坐、吃素或者吃肉少，會加大徵狀。

明明怕冷卻內熱

很多人會說「冷腳一族」是寒底，要補，但是「冷腳一族」大多是假寒底，人體很少只有單一問題，大多屬於寒熱夾雜，所以大部分的「冷腳族」其實都不適合進補。

怎樣知道自己是假寒底？如果你也屬於「冷腳一族」，冬天、夏天手腳都冷，試試連續幾天吃一片薑，如果幾天後嘴有潰瘍的情況，你就是假寒底，不要說吃補品，連薑都不可以吃。假寒底的人明明怕冷，卻經常出現內熱，徵狀除了容易嘴潰瘍，可能還會爆暗瘡、失眠、牙痛、牙肉發炎、排便有點困難，有時候還會口乾舌燥、脾氣暴燥、情緒容易失控。

假寒底的人還會體溫分兩截，上身明明熱得出汗，下身卻發冷，上身即使出汗，皮膚表層卻冷得起雞皮，連出的汗都好像是冷的，這樣的徵狀在夏天特別明顯。這是因為下肢的血液流通不好，血液只在上半身打轉，除了飲食與生活習慣造成血液循環問題，如果腰椎上有骨刺，也有可能造成血液循環障礙。

真寒底不容易出現以上情形，但經常虛寒無力，是典型林黛玉體質。不過像這樣單一體質的人比較少。

真、假寒底的人除了手腳容易冰冷，也怕風，不喜歡冷氣，不喜歡冷飲，脾胃經常不舒服，除了大便有時困難，也不時會腹瀉。其實身體好像天氣，會不停變化，真、假寒底也可能會反反覆覆。

改善假寒底的方法主要靠自己，首先不可以晚睡，避免刺激、煎炸食物、謹慎煙酒、平時注意少坐多動、飲食最好偏重溫補脾胃、活血。更加要學會排解憂思，一個人即使生活與飲食都健康，但習慣了憂思，也一樣會成為寒熱夾雜的假寒底體質。下文開始講食療與護養方法。（待續）

改善假寒底的方法主要靠自己，不可以晚睡，避免刺激、煎炸食物、謹慎煙酒、平時注意少坐多動、飲食最好偏重溫補脾胃、活血，更加要學會排解憂思。

改善假寒底秘方

改善寒熱夾雜的假寒底食療有藏紅花、石斛、花旗參茶、枸杞、紅棗、桂圓、白菊花茶及酒釀龍眼。

一、藏紅花、石斛、花旗參茶。

功能：活血、溫補脾胃、安定神經、補氣、潤燥。（孕婦不適宜）

食材：藏紅花十條左右、石斛十至二十顆、西洋參幾片。

方法：把食材放在暖水杯裏加滿熱水焗焗一小時，喝完加水，待泡到出味道再喝。「藥渣」不要倒掉，用一到兩杯水以文火煮三十分鐘，煮出來的湯水有茶色，石斛的精華這樣才出來。石斛的肉黏糯可以吃掉，皮不可以吞下。

石斛屬於蘭花類，本來樣子像一條草，烘乾後搓成一粒粒比黃豆大的丸子，因為品種與產地有異而有不同的名字，其中以鐵皮石斛最有名。

加強版：諳熟醫理的好朋友「天師」伍啟天建議，脾胃寒的人加半湯匙（喝湯的湯匙）炒米一起泡，可以暖胃。炒米的做法：普通的米放在鍋裏，不放油乾煸，開始變黃有香味就可以了。

二、枸杞、紅棗、桂圓、白菊花茶。

功能：活血養血。

材料：枸杞二十至三十粒、紅棗（去核）、桂圓各兩粒、白菊花兩朵。

方法：泡在保溫杯中一小時，當茶喝，隔天喝。如果有爆暗瘡、便秘、嘴潰瘍、睡不好等內熱上火現象便要停止。不適合每天晚睡或者熬夜工作的人。這一部分人內熱嚴重，要多喝水、補充維他命C、吃奇異果一類的清涼水果。

三、酒釀龍眼。

功能：溫補脾胃、安神。

做法：酒釀適量，加入五粒桂圓。酒釀做法請參考我的書《光復肚皮食養療法》，隔天喝。（不適合糖尿病人）

石斛屬於蘭花類，本來樣子像一條草，烘乾後搓成一粒粒比黃豆大的丸子，因為品種與產地有異而有不同的名字，其中以鐵皮石斛最有名。

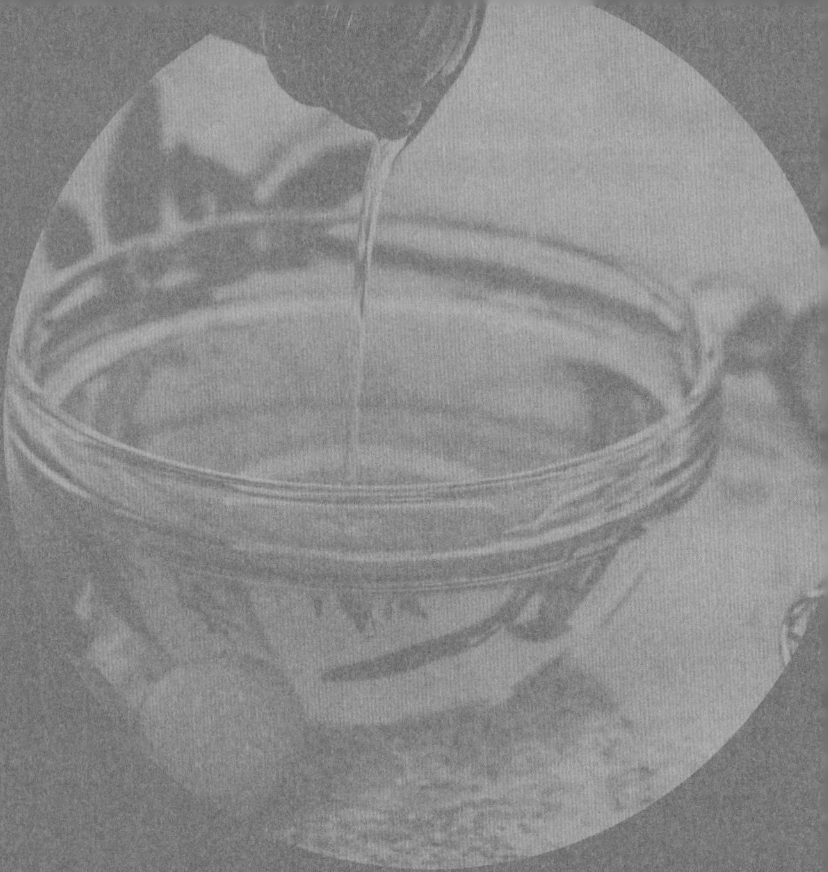

Part 6

飲食好，抗病又治病

尋找澳洲堅果油

食療有改善健康的作用，食物的質量與生產過程自然非常重要，譬如廚房中的煮食油，我曾經介紹過澳洲堅果油 Macadamia oil，這種油在香港叫夏威夷堅果油，其實夏威夷的這種堅果原產於澳洲，換了一個「藝名」叫「夏威夷」，身價便突然提高。

這種油在「食療主義」帶到香港來前也賣得很貴，由於這種油還有美容效果，從前在市面上 *Macadamia oil* 幾乎是美容化粧品的價錢。「食療主義」的 *Macadamia oil* 最近換了新的澳洲供應商，原因就是為了追求完美，希望為大家、為自己和家人帶來力所能及的最理想產品。

「食療主義」的特級冷榨澳洲堅果油，採用最上乘澳洲原產的 *Macadamia nuts*，用物理方式冷榨過濾製成，含 80% 單元不飽和脂肪和 17% 飽和脂肪，其穩定油脂組合確保高溫煮食不易氧化，煙點高達攝氏 212

度，玻璃瓶包裝亦更能保鮮。澳洲堅果富天然油份，含豐富奧米加9和7脂肪酸、維他命B_1、鎂、錳、植物固醇和抗氧化物質，有助穩定血脂保護心血管，也對防治腦退化有幫助。

堅果的來源也有講究。從前的一款油廠家從澳洲各處農莊雜收，這一次單一來自廠家位於Byron Bay的農場，收成後去除綠色的外殼留原地作肥料，將帶棕色殼的堅果去濕至只剩3%濕度，再去除棕色殼，不加任何化學物冷榨成油，再以攝氏5度低溫將油過濾，最後放入巨型油鼓，每一批出品都抽樣送實驗室檢測。

食用方法：涼拌或者中溫、高溫煮食。不要高於攝氏212度冒煙點。其實比較健康的吃法是先用水炒，炒熟後才淋上油，稍微再翻一下菜就可以上桌。

澳洲堅果富天然油份，含豐富奧米加9和7脂肪酸、維他命B_1、鎂、錳、植物固醇和抗氧化物質，有助穩定血脂保護心血管，也對防治腦退化有幫助。

打倒哮喘有辦法

哮喘是慢性病，發作的時候氣管通道發炎，令患者呼吸困難。哮喘患者易受環境影響，灰塵、蟎蟲、花粉、動物的皮毛、漂白水一類的清潔劑，都會刺激氣管，令患者咳嗽、喘氣和胸悶。

ABC新聞曾報道：原生態（raw）蕎麥花蜜能改善哮喘。前文分享過，蕎麥花蜜能紓緩喉嚨和分解氣管中的痰涎，還含有殺菌功效。

根據ABC新聞報道，《兒科學與青少年疾病文獻集》（Archives of Pediatrics and Adolescent Medicine）曾經主導過一個實驗，證實蕎麥花蜜能有效改善孩子在夜晚的咳嗽，這種咳嗽的性質與哮喘病患者的相同。其他淺顏色類的蜂蜜治療效果則不明顯。

服用方法：四分一茶匙蕎麥花蜜加入溫水，可有效清除氣管中的痰，一天多次服用都可以。一歲以下嬰兒不適合服用蜂蜜。在美國，FDA已聲明不贊同六歲以下的孩童服用從藥房買得到的咳嗽藥。我在前文已詳細分享蕎麥花蜂蜜治咳嗽的證明。

哮喘可在任何年齡人士身上發病，但兒童患此病的比率一般較成年人為高。濕疹、哮喘、鼻敏感總是容易先後列隊出席。根據BBC新聞報道，患有濕疹的嬰兒和孩童有50-70%的機會也患上哮喘。根據近年的研究，皮膚病通常與腸道中的好菌不足有關係，所以積極補充益生菌是其中一個改善過敏體質和哮喘的方法。腸道中的益生菌有超過一千種，各有各的功能，少了隨便幾種都有可能引起病痛，如果只補充其中一種，或者只研究一種，是無法找出根源、對症下藥的。也必須採用有證明可以在腸道中發揮作用的益生菌牌子，否則在消化的中途已經被胃液和膽汁破壞殆盡了。

我還是建議先去「食療主義」做生物共振測試，每個人的過敏源都可能不一樣，身體欠缺的營養和食物也可能不一樣，科學已經進步，生物共振儀器會具體告訴我們身體的情況，沒必要靠估。

皮膚病通常與腸道中的好菌不足有關係，所以積極補充益生菌是其中一個改善過敏體質和哮喘的方法。

喝茶改善排尿

朋友的母親60歲左右，被醫生確診為膽石、尿道炎、有惡化成腎功能衰竭（Kidney failure）危險。

徵狀：日夜尿頻，但每次尿量極少，點點滴滴，尿的顏色深黃，有時候兩三天排不出小便，要上醫院，腰背部靠盆骨地方感到疼痛。由於腹中小便無法排除，加上尿道發炎疼痛，平時走路彎腰駝背，非常難受。

患者的飲食習慣：不愛喝水，整天喝咖啡。不愛喝水的人本身就是腎病高危，咖啡又有排水作用，一杯不夠還要喝一天，腎臟有可能健康嗎？腎臟的功能就是通過製造尿液排毒，需要大量的水，身體沒有水，毒就只好積累在內臟。其實不愛喝水可能是現代人的通病，有些人是無意識，不知道其中的厲害；也有故意不喝水的人，因為不愛上廁所，懶得去。

有個方法自己檢查一下腎臟是否已在得病的臨界點：一天正常的尿液總

量約為一到二公升左右。每天尿量如果少於400 cc以下，即少於大概三杯半水的尿量已屬於少尿症，須馬上見醫生。腎臟不健康的人還會貧血，這說明大量食物未必幫到一個不愛喝水的人製造營養，貧血的人會覺得疲倦，即使沒幹甚麼也感到疲勞。腎臟不健康還會造成骨病變。

如果是因為喝水少而造成這些毛病，多喝茶有改善作用。朋友很高興，讓母親多喝茶就是了，這是一個簡單任務，於是買了大量茶葉敦促母親日間多喝茶，戒咖啡。食療這個方法其實是改變飲食與生活方式，需要當事人配合和家人的支持。兩個星期後朋友報喜，母親已解決了日夜尿頻、每次尿量少的問題，起夜從一個晚上十次八次，變成一、兩次，有時候連續六小時毋須起夜。徵狀緩和後，有時小便中有砂被沖出來。

但喝茶不是利尿嗎？為甚麼日間多喝茶反而少了夜尿？（待續）

腎臟的功能就是通過製造尿液排毒，需要大量的水，身體沒有水，毒就只好積累在內臟。

喝水不足，夜尿頻！

都說喝茶利尿，為甚麼朋友的母親在日間多喝茶反而減少了夜尿？再看一下這位母親的病症，朋友說她除了腎病，還有高血壓，據說是家族性遺傳，經常頭痛；但她發現「茶療」後不到一個月，高血壓引起的頭痛停止了。

這其實還是與多喝茶改善了腎臟健康有關。腎臟的其中一個重要功能是調節血壓，因此許多高血壓的病患，事實上是腎臟不健康所引起的，腎臟復元後高血壓症就自動復元。另一方面，高血壓也會引起夜尿增加，所以我們看到：人的健康是一環連接一環。以這個案例來說，喝水不足，引致腎的健康出現問題；腎不健康，引致血壓高；血壓高，引致夜尿頻繁。至於所謂「家族性遺傳的高血壓」，並不是絕對的真理，如果是絕對真理，再灌水都無法改善。

腎功能

很多人有高血壓、夜尿頻，可能白天喝夠了茶水，已經可以改善了徵狀，但不可以喝濃茶，濃茶可能有反效果。白天喝充分的淡茶和水可以改善失眠，身體不缺水，晚上便可以製造天然的睡眠調節物質：褪黑激素。水支持身體以天然的方式增加血清素的供應，所以可以改善抑鬱症。水帶走身體中的毒素，包括脂肪，所以水有助減肥，還可以改善糖尿病，因為水能夠增加身體內色氨酸的含量。水能稀釋血液，有效地預防心腦血管阻塞，防治心臟病和中風。水能使成長過程中的骨骼變得更加堅固，對嬰兒、兒童、青少年無比重要，也能防治骨質疏鬆症。水打擊癌細胞，因為水能夠將氧輸送進細胞，而癌細胞具有厭氧的特徵。

早期腎病的徵狀不明顯，當腎功能進一步下降，可能會出現小便帶血、茶色尿（血尿）、帶泡沫（蛋白尿）、混濁，或小便有赤痛、困難、不暢順；小便排出小沙石、頻密夜尿、腰腹疼痛、足踝或眼皮浮腫等徵狀。務必喝夠水！

喝水可改善失眠、增加血清素的供應、帶走身體中的毒素、稀釋血液、使成長過程中的骨骼變得更加堅固，也能打擊癌細胞。

愛吃甜食容易**骨折**

美國的槍擊事件無日無之，大部分發達國家的人發脾氣一般就打打架，美國人直接就掏出槍射殺，但即使到了這個程度，政府也不敢表態禁止武器買賣，商人的利益影響政治、國家執法和大眾安全；制度的腐化，可以從點算與年俱增的無辜受害人屍體來評估。

商人以利益行先，也體現在與本人專欄有關的食物健康議題，2004年前後，世界衛生組織再次制定糖攝入量建議，經過仔細調查取證後，認為從「游離糖」中獲取的熱量不應超過人體攝入總熱量的10%，否則就會導致飲食不均衡。「游離糖」潛伏在各種加工食物中，超市中出售的包裝食品，有四分之三都在生產過程中添加了糖，麵包、早餐麥片、沙拉調料、湯和各類醬汁，以及其他種種主要食品，概莫能外。低脂產品同樣如此，添加的糖量還相當大。

綜合2014年世衛以及2016年美國心臟協會的建議，從幼兒到老人每日攝入的糖應該在六茶匙內，即二十五克食糖，這其中包括已經在食物中的添加糖（糖果、餅乾、蛋糕、冰淇淋……），只有這樣做才能有效控制以及改善疾病。不過，一碗有添加劑的麥片可能含有一至十二克添加糖、一罐可樂約含糖三十七克、一大勺果醬約含糖十五克、幾塊餅乾約含糖十克……二十五克糖的數量限制非常容易突破，現代人每人每年的平均糖消耗量已經接近四十千克，比每天二十茶匙還要多！現在你明白為甚麼包括癌症在內的流行病愈來愈多。

美國製糖企業當然勃然大怒！糖業協會寫信給世界衛生組織的總負責人，威脅說，如果世界衛生組織的報告廣泛流傳開，美國對世界衛生組織的資助可能就不保了。當時連時任美國衛生部長的湯米．湯普森（Tommy Thomson），也收到了這麼一封內容類似的信。這是對國家對世界的公然恐嚇，美國人無法容忍普通流氓的恐嚇，對這種權勢無賴卻低眉順眼。

糖之害很多人都理解，但很少人知道愛吃甜食的人，特別是孩子，骨折率偏高。（待續）

2004年前後，世界衛生組織再次制定糖攝入量建議，經過仔細調查取證後，認為從「游離糖」中獲取的熱量不應超過人體攝入總熱量的10%，否則就會導致飲食不均衡。

骨折和糖有關係

很少人會將骨折和糖聯繫起來，因為糖對健康的影響像一個高明的小偷，令人在不知不覺中蒙受巨大的損失。

精製的白糖不含任何其他營養物質，幾乎百分之百是熱量，但含糖食物令人愈吃愈想吃，嚴重影響對其他重要的營養素的攝入，例如蛋白質、維他命、礦物質、纖維。嗜甜的人以為只要有糖提供的熱量就足夠了，但人不是汽車，不是只靠熱量就能夠維持健康，相反，上述營養素才是維持整體機能正常運作的重要角色。

缺少必要的營養素，卻攝入大量熱量的後果，便是造成體內的代謝混亂和內分泌失調，形成各類慢性病滋生的溫床。在這樣的體制基礎上，人體還要拼命代謝不斷進入體內的糖分，代謝過程中產生的物質例如丙酮酸和乳酸，都是呈酸性的代謝物，於是身體要緊急動員儲備量已極低的鈣、鎂、鈉等鹼性離子對其進行中和，以免影響血液的酸鹼值，從而令本身已缺鈣的身體進一步流失更多鈣質，如果這番光景是可以被看見的，那麼其慘狀正是一幕「屋漏兼逢連夜雨，船遲又遇打頭風」。

日本和美國的營養學家就認為兒童吃甜食是造成骨折率上升的重要原因，不單止兒童，老年人也是受影響最嚴重的群體。我的兩位嗜糖哥哥和姊姊最終便沒能逃過髖骨骨折的命運。

前文提到的國際衞生組織的那篇報道最後還是被發表了，但是沒有宣傳，影響力極小，《新科學家》雜誌聯繫相關的很多研究員，他們自己也不確定報告最終是否發表，或是知道發布過，但不確定10%的數字是否包含在內。

缺少必要的營養素，卻攝入大量熱量的後果，便是造成體內的代謝混亂和內分泌失調，形成各類慢性病滋生的溫床。

這是商業陰謀嗎？

我曾分享過一項研究：只要在一段時間內持續攝入糖分，例如每天你習慣在下午茶時候享受一份甜品，或每天都喝一罐約500毫升的汽水（含有大概十粒方糖，你沒有看錯，正是十粒），那麼你的大腦就會接收到需要長時間釋放多巴胺的訊號，因為大腦中被激活的「獎賞路徑」需要更多的多巴胺來滿足愉悅感。

糟糕的是，很快大腦會對糖產生耐受性，也就是本來十粒方糖可帶來十分滿足，但耐受性產生後，十粒方糖只能帶來六分滿足，於是大腦釋放暗示「請來更多的糖吧！」這便是糖上癮。這個大腦的墮落過程，與藥物上癮、毒品上癮等各類上癮一模一樣。

成癮事小，令基因受損則事關重大。據英國衛生科學院的研究，證實高糖分食物會對多達900多的大腦基因造成傷害，其中涉及下丘腦的基因和海馬迴的基因，它們會嚴重阻礙腦細胞之間的正常溝通，並嚴重破壞大腦的學習能力和記憶能力。

其實在發達國家人們早就不是因為「餓」才吃東西了，食物變成一種能帶來愉悅的感官享受，那麼如何才能讓人們從食物中獲得愉悅與滿足呢？正如法國波爾多大學的神經科學家塞爾日．艾哈邁德（Serge Ahmed）的回答：「糖。」只要增加糖的分量，就能讓已不餓的人產生進食慾望，並吃得更多。這大概解釋了為甚麼你雙腳會常常不自主地在一塊美味的蛋糕面前停下來，或者看電影時你如何在不知不覺中就能吃掉一大盒爆谷。

下次你去超市購物，留心一下購物籃中有多少加工食品、汽水和高糖分零食，便可知道你是否已跌進一個巨大商業食品陰謀中而不自知了。

高糖分食物會對多達900多的大腦基因造成傷害，其中涉及下丘腦的基因和海馬迴的基因，它們會嚴重阻礙腦細胞之間的正常溝通，並嚴重破壞大腦的學習能力和記憶能力。

一天十支大水？

人與大部分地球生物都是從茫茫大海中孕育出來，水從生命之初就和人類的生存息息相關，人的身體中72%是水份，你的皮膚、頭髮，你能想到的身體中任何一個器官、任何一種功能、任何一種分泌，都有這72%水份的功勞。

從我們離開母體便未曾暫停上演的好菌與壞菌生死大戰，戰局完全依賴我們是否及時補充水份。

以感冒菌為例，流行病學專家認為乾燥是感冒病菌最喜歡的生存環境，口腔、喉嚨、鼻腔黏膜應該保持濕潤，較能防止感冒病菌的入侵。即使香港的流感季節過去了，但請絕對不要放鬆警惕，現代的流感菌早就不按常理出牌，它愛甚麼時候回來就隨時出現。我們每個人都要學會把保持喉嚨濕潤作為嚴密的第一道防線，要隨時補充水，不可以等到口乾才喝！

喝多少水才叫夠？我們可以檢視尿液的顏色，如果顏色深，肯定要灌茶灌水，待灌到微黃，你已經暗助了腎做了非常多的清洗排毒工作。一個人每天需要排出最少1,000毫升的尿液，才能將當天製造的廢物排出。有人擔心喝太多水會水中毒，不過，事實上，身體在正常狀況下需要每天喝超過10,000毫升的水才可能水中毒，一般人的喝水量不會這麼多。10,000毫升的水等於十瓶1,000毫升的水！

隨着年齡增長，脂肪也增長，身體的組合逐漸出現變化，這時候水份比例愈來愈低，不知不覺滑到大約百分之五十。（待續）

以感冒菌為例，流行病學專家認為乾燥是感冒病菌最喜歡的生存環境，口腔、喉嚨、鼻腔黏膜應該保持濕潤，較能防止感冒病菌的入侵。

想像腎臟是你家廁所

前文提及，如果喝水少尿液的顏色便會深，我們應該馬上灌茶或灌水，待灌到水色變微黃，你已經暗助了腎做了非常多的清洗排毒工作。

一個人每天需要排出最少1,000毫升的尿液，才能將當天製造的廢物排出。要幫助腎臟，我們的腎臟需要充足的水，想像你前面有一個廁所，而且是你家的廁所，你家的廁所總是缺少水，會有甚麼效果？

喝足夠的水也可以幫助排便，很多人都有便秘的問題，在你通過飲茶灌水把尿液顏色從深喝到淺之後，很可能你的便便問題也得到改善。

在正常的生理狀態下，我們人類體內有一套相當複雜的系統以維持體液的恒定，不過隨着年齡老化，我們的身體系統卻出現了改變，因此銀髮族比起年輕族群有更高機率遭遇低血鈉症。

低血鈉症可以從沒有任何症狀，至輕微的無力、食慾不佳，再到噁心、嘔吐，甚至是抽搐、昏迷。老人家低血鈉的原因，常見的有藥物如利尿劑、精神科藥物。高血壓病人的食物不可以高鹽，於是有人索性不吃鹽，昨天說不會有人一天喝一萬毫升的水，但偏偏有些強迫性人格的病人，每天要喝下上萬毫升的水。

有一個60歲的人，連續輕微發燒兩周及咳嗽，但患者不以為意，直到意識逐漸模糊、左手抽搐，經急診室醫師診斷為腦中風，緊急進行腦部電腦斷層掃描（CT），卻發現大腦正常並無異常，最後診斷是利尿劑引起的低血鈉症。

喝足夠的水也可以幫助排便，很多人都有便秘的問題，在你通過飲茶灌水把尿液顏色從深喝到淺之後，很可能你的便便問題也得到改善。

咖啡治癒脂肪肝

無線英文台有一個BBC的健康節目，很實用。其中介紹了三種有實際療效的食物，分別是咖啡、藏紅花與一種源自非洲的超級新興食物苔麩（Teff）。

先說咖啡。根據意大利一項研究，一天喝四杯咖啡可以治癒脂肪肝。研究人員在鏡頭前出示兩個實驗室小鼠的肝臟，一個是健康的，一個是讓小鼠天天吃得肚滿腸肥後長出來的脂肪肝，脂肪肝明顯比健康的肝大了一倍，十分驚人！

然後研究人員又展示一個患了脂肪肝後被灌咖啡的小鼠肝臟，竟與健康的肝臟基本上沒有分別，咖啡把小鼠的脂肪肝治好了！這個試驗沒有說治癒所需要的時日，但每個人的情況不一樣，這是可以理解的，有的人每日在灌咖啡的同時也小心飲食，身體復元的時間自然比較快，反之就拖得很長。

一杯咖啡到底等於多少分量的的咖啡粉？我發現這是個永遠搞不清楚的問題，去國際網站上查，看了半天它開始講水盎司（ounces），天曉得一盎司的水等於多少杯水。在歐洲，像意大利這種地方，你問他「即溶咖啡」是自討睥睨，對方要嘛聽不懂，聽不懂對問的人來說是幸運的，聽懂了以後，對方可能會很厭惡地睥你一眼，壓低聲音說我們不賣美國咖啡，言下之意，是你這個沒有文化的東西，你最好馬上消失！

不過，平平兩湯匙咖啡等於咖啡文化中一杓（scoop），這一杓，可能就是所謂一杯的標準分量，但也有很多人的一杯咖啡是兩茶匙，我自己的一杯是用咖啡機做的標準一杓，水的分量隨意。

不過，根據這個意大利實驗，任何形式的咖啡都有效果，即溶咖啡、低咖啡因咖啡同樣有效。

根據意大利一項研究，一天喝四杯咖啡可以治癒脂肪肝。

藏紅花，暖心花

在BBC製作的健康節目上，西方研究人員證實了藏紅花的治療價值。我已不止一次介紹藏紅花，我國傳統上都將藏紅花視作一種珍貴的補血食療，可以改善血氧不足，具有養血、活血、補血、行血、理血等功能，陰虛的人血瘀、燥熱，藏紅花可以活血化瘀、涼血解毒。

藏紅花有顯著的抗焦慮、延長睡眠時間的作用，還可以調節大腦的資訊細胞、提升記憶。

BBC的節目證實了藏紅花可以增加紅血球，也證實了是抗憂鬱症的有效食物，與西藥效果相同，但沒有藥物的副作用。藏紅花（不是紅花）並不便宜，但每天需要的量很少。其實每天應該服用多少一直都搞不清，這個BBC節目通過人體實驗，發現每天十到二十條藏紅花，紅血球已經明顯增加。服用方法：直接加熱水泡，一直喝到沒有顏色為止。我每天放一小撮泡在暖壺中，兩、三分鐘後就可以喝，一面喝一面加水，喝到沒有顏色為止。

藏紅花含有豐富的錳元素，是人體每天需要量的400%！錳雙向調整血糖、幫助身體代謝碳水化合物（澱粉）、幫助身體吸收鈣、幫助肌膚與骨骼生長、幫助增加性荷爾蒙。含有的維他命C抗身體發炎，鐵元素清血，維他命B_6幫助增加紅血球，幫助神經正常運作，鉀幫助平衡細胞中的液體，如果你半夜抽筋，又或這裏痛那裏痛，可能只是細胞中的液體流動低過正常，喝幾天藏紅花泡水就可以改善了。

曾經有一位老人家膝蓋痛得連市場都無法去，這次她可以親自去書展找我，她身邊一位先生說：「我妹夫是西醫，我也是西醫，我們都沒有辦法把媽媽治好，你把我們的媽媽治好了！」我聽後心感到很暖很暖。她就是服用了我介紹的藏紅花和注意保暖，改善了血液循環。藏紅花貴，下文也介紹一些有相同效果的食物。

藏紅花含有豐富的錳元素，是人體每天需要量的400%！錳雙向調整血糖、幫助身體代謝碳水化合物（澱粉）、幫助身體吸收鈣、幫助肌膚與骨骼生長、幫助增加性荷爾蒙。

男人一樣貧血

鐵質吸收不足引起的貧血竟是現代人的流行病，尤其是香港！這個現象在食物多得要倒掉的香港可能極少人知道。

香港紅十字會輸血服務中心前幾年曾公布一項資料，這一年中有32.8萬人捐血，當中竟有13%（逾四萬人）因血紅素不足而不能捐血，情況遠較歐美國家嚴重，呼籲港人關注。

貧血看似沒有生命危險或嚴重併發症，但如果不理，骨髓將逐漸無法造血，我親眼看見身邊兩位電影界超級名人都是因為骨髓無法造血而過世，去世前都是脊椎骨愈來愈萎縮，人好像愈來愈矮。當然，這也可能是由其他病引起，但根據資料，在2013年的統計中，全球有將近1.2億的人口受缺鐵性貧血所影響，同樣研究也發現缺鐵性貧血造成193,000人死亡。

缺鐵性貧血會出現經常性疲倦、虛弱、暈眩、心跳加速、呼吸急促、臉色蒼白等徵狀，嚴重者更會影響日常生活。缺鐵性貧血佔全世界貧血個案將近一半，對女性的影響通常大於男性，但男性亦不能忽視，尤其是65歲以上的男性會容易貧血。

有高效補鐵補血作用的食物除了前文介紹的藏紅花外，還有苔麩（Teff）。這是一種穀物，原產於非洲埃塞俄比亞，在這裏苔麩等於是我們三餐要吃的米飯，這個國家很窮，但貧血的人非常少。苔麩含有人類必須的氨基酸，其中的鐵質高於一般全麥粉一倍，鈣質更高於一般全麥粉五倍，比牛奶更豐富，苔麩無麩質，有麩質不耐症的吃了也不會敏感或肚瀉，老少咸宜。根據BBC的健康節目，由於苔麩中的鐵很容易被人體吸收，成為補鐵的超級食物。只要每天堅持吃，缺鐵性貧血在幾個月內自然痊癒。

苔麩含有人類必須的氨基酸，其中的鐵質高於一般全麥粉一倍，鈣質更高於一般全麥粉五倍，比牛奶更豐富。

補鐵食物與飲品

BBC製作的超級食物節目中介紹了一種穀物叫苔夫（Teff），有十分見效的補鐵功效。

根據香港紅十字會輸血服務中心提供的資料，鐵質吸收不足引起的貧血竟是現代人的流行病，尤其是香港，情況遠較歐美國家嚴重，有缺鐵性貧血的香港人大概佔人口的13%！如果你經常感到疲倦、虛弱、暈眩、心跳加速、呼吸急促、臉色蒼白，最好去測試一下是否需要補鐵。缺鐵性貧血佔全世界貧血個案將近一半，對女性的影響通常大於男性，但男性亦不能忽視，尤其是65歲以上男性會容易貧血。

根據BBC的節目，主持人是一位還沒有結婚的年輕女性，測試結果是血液中缺鐵。於是她開始一日三餐食用苔夫做的食物，同時她準備參加兩個月後舉行的馬拉松，兩個月後馬拉松結束，測試後她仍然缺鐵！原來運動需要大量的鐵，這段時間中她身體的消耗太大。馬拉松結束後她繼續服用苔夫食物，她的缺鐵性貧血在幾個月內自然痊癒。

苔夫這種穀物可以做粥，磨成粉後的苔夫可以做埃塞俄比亞的三餐主食苔夫餅（*injera*）。這種餅通過發酵過程所以帶酸，很好吃，但非常不易做，也可以做苔夫麵包。相對來說苔夫粥最易做，適合一般家庭。做法很容易，一杯苔夫穀物先浸泡一晚，第二天倒掉水，重新加三杯水放入電飯煲，採用煮飯模式。但苔夫體積非常小，會隨泡泡堵住電飯煲的出氣口。換成普通煲，先煮滾*1,500ml*水，把浸泡後的穀物加入煮滾的水中，再次煮滾後轉用中火，煮40分鐘即可，期間不要蓋鍋蓋，以免粥湯溢出。

我忘記介紹一種「食療主義」已從德國引進一段時間的補鐵飲品，叫「草本滋補液：鐵元」，顧名思義，就是一種草本的補鐵補血飲品，服用者口碑都很正面。

缺鐵性貧血佔全世界貧血個案將近一半，對女性的影響通常大於男性，但男性亦不能忽視，尤其是65歲以上男性會容易貧血。

我家這樣吃苔夫粥

西方對苔夫有很多考證，除了證實是補鐵高手外，也考證了苔夫對女性周期徵狀PMS有良好改善作用。PMS中可能出現的發炎、脹氣、肚子痛、肌肉、關節痛、疲勞和有氣無力，都可以通過經常服用苔夫而得到改善。

在苔夫的一堆好處中，還包括強壯骨骼，這樣就很適合還在發育中的孩子們、強壯免疫系統，平時少點感冒，也幫助消化和排便等。由於是低升糖的碳水化合物，可以代替白飯、白麵這類高升糖澱粉質，所以也是糖尿病人毋須捱餓的恩物。用苔夫當作主食，可以得到高質素的蛋白質，自然也可以控制體重。

以下的食物也含有很高的鐵質，我經常介紹的超級食物藜麥便是其中一種，苔夫與藜麥混合煮，由於有相同效果，所以兩者加起來的協同作用可能高過單一服用苔夫。苔夫的口感偏黏糯，藜麥偏散，兩者加在一起剛好互補。

高鐵質的食物還有貝殼類、菠菜、肝臟類、各種豆類、紅肉類、西蘭花、豆腐、火雞和南瓜籽等。不要無端補鐵，從食物中吸收鐵質是最好的選擇，吃多了會自然排出，對身體沒有負擔。為了幫助身體吸收鐵質，必須同時補充維他命C。食物中的西蘭花、青椒等綠色、黃色蔬菜、草莓、檸檬都能幫助身體吸收鐵質。

把半杯苔夫和半杯藜麥先泡一個晚上，分解出其中的草酸，第二天倒掉水，重新加入三杯清水，然後放入電飯煲。我家的經驗是用普通煲效果會更好，先煮滾1,500ml水，把浸泡後的穀物加入煮滾的水中，再次煮滾後轉用中火，煮四十分鐘即可，期間不要蓋鍋蓋，以免粥湯溢出，也要不時攪動，以免燒焦，這樣可以煮出一大鍋，足夠三、四個人吃。

也可以先做好放入雪櫃，早餐的時候加熱，吃的時候用油輕炒一個番

由於苔夫是低升糖的碳水化合物，可以代替白飯、白麵這類高升糖澱粉質，所以也是糖尿病人毋須捱餓的恩物。

茄，混在粥中，再按照個人體積加入一茶匙到一湯匙椰子油，另外加兩個連殼水煮蛋，這樣的早餐比吃魚蛋、速食麵、「三寶」這類東西健康好吃多了！

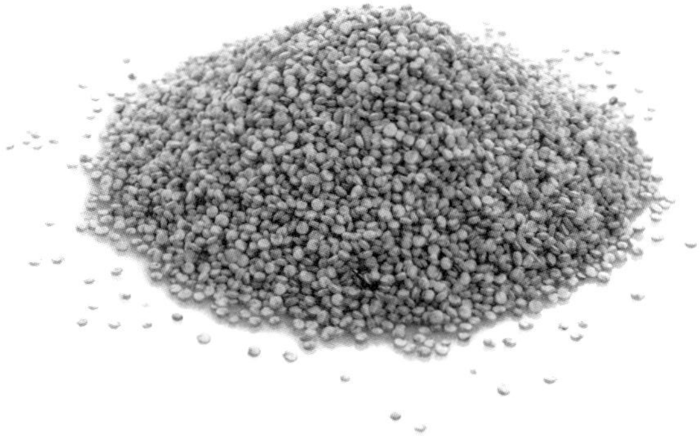

咖喱苔夫飯超級好味

老婆發明了一道香濃咖喱雜菜苔夫／藜麥／莧菜籽飯，絕對是超越平時家常便飯的新口味！這道菜除了變了口味，其中一道亮點是自己做的黃薑咖喱，我已不只一次介紹黃薑對健康的重要。

首先用普通煲做好苔夫／藜麥／莧菜籽飯（其實是稠粥），方法：

一、把苔夫、藜麥、莧菜籽各三分之一杯（或只用半杯苔夫加半杯藜麥），先泡一晚上分解出草酸，第二天倒掉水，用普通煲先煮滾1,500ml水，把浸泡後的穀物加入煮滾的水中，再煮滾後轉中火，煮四十分鐘即可，期間不要蓋鍋蓋，以免粥湯溢出，也要不時攪動，以免燒焦，這樣可煮出一大鍋，幾個人吃都可以。備用。

二、咖喱雜菜的做法：一個洋葱切丁，大蒜適量切碎，把油略為加熱，如果用椰子油或酥油（Ghee）更增添風味。把切好的洋葱和蒜炒成金黃色。

把蔬菜放進鍋中，蔬菜的種類可自己選擇，以當季蔬菜為佳，目前可用：四季豆、椰菜、紅蘿蔔、萵筍、土豆、佛手瓜等瓜類也是好選擇，蔬菜都切成小塊，加入鍋炒一炒。

加入一湯匙黃薑粉、兩茶匙芫荽籽粉（Coriander，超市可能有）、小量黑胡椒粉(我家因有個一歲多的寶寶，她也要吃，故沒加黑胡椒粉。黃薑粉、芫荽籽粉沒有辣味）。

再略炒後，倒進一罐椰漿（選擇成分只有椰漿和穩定劑的品種，市售椰漿中這算是成分最單純的，有些品牌含有好幾種添加劑用來防腐或增稠，若能自己買椰皇製作椰漿則是上品）。然後根據整體濃稠度去決定是否需稍微加些水。我老婆加了約100毫升的水。加鹽調味，然後加蓋煮大概十分鐘左右讓蔬菜煮軟。把咖喱雜菜隨意拌入苔夫／藜麥／莧菜籽飯中。好好食！

苔夫與藏紅花在「食療主義」已有售，藏紅花是從伊朗進口的小量瓶裝，一、兩百港元有交易，由於每天只需要十到二十條，一小瓶可以吃幾個月！

黃薑是世上最備受研究、最有療效的常用香料，它的療效主要來自黃薑中的「薑黃素」，功效包括抗炎、提升免疫力、增加血液循環保護關節、調節基因活動、減低血管增生、幫助肝臟排毒和保護腦神經等。

大力水手有先見之明！

網上經常介紹各種食物的好處，譬如菠菜就有種種好處，到底是真是假？菠菜從我們小時候已經是「大紅人」，是所有蔬菜中最出名的菜。

原因是當年有個非常紅的卡通叫《大力水手》，大力水手每次遇到惡人挑戰便立刻吃菠菜，吃後手臂一曲，二頭肌隆隆凸起，嘩！再強大的敵人也被大力水手拋到大西洋，好不痛快！

當然這只是卡通，誰都不會當真。直至BBC製作的「超級食物」節目正兒八經地為菠菜做了一個人體試驗，這出現在上星期的英文台中。主持人走訪英國國家女子划艇隊，讓贏得全國冠軍和亞軍的兩個年輕女選手比賽，冠軍一直以來都領先亞軍六秒，這次在比賽前先讓亞軍吃350克菠菜（七兩，煮熟後大概有一飯碗），比賽結果，亞軍比以前快了兩秒！第二天再比賽，這次是冠軍先吃下菠菜，賽後結果，冠軍領前了九秒！在速度比賽中，人人都明白其中的意義，哪怕只是快了半秒，都有天與地的分別。

菠菜對人體的好處是毋庸質疑。菠菜含有一大堆維他命與礦物質，根據台灣前榮民總醫院腫瘤科督導長全秀華，菠菜可改善及預防貧血，增加紅血球。菠菜含有大量β-胡蘿蔔素，阻止細胞癌化、阻止癌細胞擴散，若同時服用維他命B_{12}，抗癌效果更明顯。根據統計，菠菜食用較多的地區，胃癌及大腸直腸癌發生率均較低。菠菜對肺癌有防治效果，對口腔癌、鼻咽癌、食道癌、乳癌的防治亦可能具有效果。菠菜促進T淋巴球生長，增進免疫功能，也有助於保護視網膜。菠菜是糖尿病人的基本食物，除了可以有飽足感外，更有助醣的代謝。菠菜促進腸胃道內致癌物質隨糞便排出體外，保持腸道暢通，自然也有減肥的作用。

大力水手果然有先見之明！下文講吃菠菜的一些細節。

菠菜含有大量β-胡蘿蔔素，阻止細胞癌化、阻止癌細胞擴散，若同時服用維他命B_{12}，抗癌效果更明顯。

你知道可可原來是神嗎？

人人都吃過菠菜，我還講甚麼「吃菠菜的一些細節」？這是因為菠菜中含有比較高的草酸。首先從清洗農藥與草酸起講。

菠菜的根部自然帶有比較高的農藥殘留，但其根部也是營養價值最高的部位，最好保留。菠菜中也含有比較高的草酸，草酸味道有一些澀，進入身體後也不利鈣與鐵元素的吸收。

除農藥與除草酸的方法：水燒開，將菠菜放入燙二十至三十秒，撈出，這樣就排除了大部分的農藥和草酸，口感也會好一點。再放清水燒開煮滾，放入焯過的菠菜，眼見菜梗、菜葉與根部都煮軟了，便是煮熟了。調味可以考慮用薑汁、白醋、鹽拌一拌，或者只放一些橄欖油和鹽。傳統用菠菜煲豬肝湯，有補充鐵質及鈣質作用，建議也先去農藥、去草酸、再煲湯，以免一碗湯都是草酸，對吸收營養並非最理想。傳統的菠菜煮豆腐也如是，應該先去除農藥和草酸。菠菜也含豐富的鎂。菠菜中的營養通過熟食比生吃容易被身體吸收。菠菜豬肝湯：菠菜六兩、豬肝二兩，滾水煮豬肝後，再加已經去掉農藥和草酸的新鮮菠菜，煮滾。

黑朱古力也是飽受推崇的抗氧化食物，這裏說的黑朱古力是含90%可可原料（Cacao）的苦朱古力，所以，真正對身體有好處的其實是可可（Cacao）！可可粉在超市有賣，但可可粉也分成原生態生磨可可粉（Cacao）和加工可可粉（Cocoa）的分別。BBC製作的「超級食物」節目中，推薦的是原生態生磨可可粉（Cacao）。想不到這個超級食物也曾經在埃及古文明歷史中有過光輝的一頁！在古埃及，可可（Cacao）是神，祭師為人們驅除身上「黑暗的力量」，祈求的就是「可可神」。

黑朱古力也是飽受推崇的抗氧化食物，這裏說的黑朱古力是含90%可可原料（Cacao）的苦朱古力，所以，真正對身體有好處的其實是可可（Cacao）！

為媽媽們預備的食療

可可這個古埃及的神，在現代，所有40歲後的人都有必要重新認識。40歲後的現代人出現甚麼健康危機？就是容易出現因不良飲食而帶來的血液黏稠，再發展下去就是血栓，再嚴重就中風、心血管堵塞了。

記得在40歲左右時，我也曾在體檢後被醫生診斷為血液黏稠，說我容易得糖尿病，那時候我亂吃亂喝，對飲食科學一無所知。血液黏稠就是血小板黏合，根據美國威斯康辛大學的醫學專家，改善血小板黏合的食物中必含有黃烷醇（*Flavanols*），包括洋葱、茶、蘋果、葡萄等，但以原生態生磨可可粉（Cacao）的含量最高。國際網站*PubMed*是美國國立衛生研究院下的一個網站（*U.S. National Institutes of Health's National Library of Medicine*），進行過無數食療研究，2015年曾發表一篇實驗報告，證實原生態可可（Cacao）對改善血液黏稠有正面效果。BBC的「超級食物」節目中，證實服用可可後血小板有正面向好的變化。這意味着這類食物對心臟有莫大好處。

講起血小板，順便講一下血小板與幽門螺旋桿菌之間的關係，自從本地電視新聞報道幽門螺旋桿菌引起的胃病很普遍，大家對這個病的認識提高。近來研究顯示，血小板低下症的人同時也有幽門螺旋桿菌的感染，而這類病患有些人在除去胃的幽門螺旋桿菌後，血小板數目會回升，免疫力也自然提高。

「食療主義」曾舉辦母親節試食會，除了免費試食一系列食物以外，也請大家嘗嘗正宗的藏紅花茶，還有咖喱苔夫飯，這些都是證實對改善血液有效的食物，特別是藏紅花茶，對改善關節痛症很有幫助。所有女性都明白血液的意義，年紀大後的媽媽們更明白貧血帶來的煩惱，這是選擇在母親節這一天舉辦這個試食會的意義。

但願我的老母親還在世，讓我也有機會用我的知識讓她在夕陽中過得舒服一些。

正宗的藏紅花茶和咖喱苔夫飯都是證實對改善血液有效的食物，特別是藏紅花茶，對改善關節痛症很有幫助。

你可能從來不認識**櫻桃**！

我曾經在2014年專欄分享過，世界最大的科研機構「美國化學社」（American Chemical Society）在1999年的《自然產物雜誌》（*Journal of Natural Products*）中報道：「每次吃大概20粒櫻桃，可以有效紓緩痛風發作時的劇痛和發炎，有效程度等於最暢銷的抗炎片，譬如阿士匹靈和COX-2抑制劑Celebrex。」

新的研究發現，痛風不只是吃了過量高蛋白（肉類）或者嘌呤的後遺症，也和過量的碳水化合物有關，其中特別是精煉白麵粉和白糖、白米。少吃肉和含嘌呤食物對防止和治療痛風是重要的，但同時腎臟無法把過量的尿酸排出體外，也會引起痛風發作，所以必須多喝水，這一點很多人都不願意放在心上。

櫻桃中的花青素有抗氧化和紓緩肌肉發炎的效果，肌肉過勞出現的痛很多時候是微纖維撕裂引起發炎，櫻桃竟有本事在24小時內讓肌肉得到很好的恢復。櫻桃還有豐富的退黑色素，可以提升我們抗壓力的能力。在BBC製作的食療節目中，這個針對櫻桃的研究是通過一隊球隊運動員做具體的人體試驗。運動員在運動前後都喝一定分量的櫻桃汁，證明櫻桃有效幫助疲勞的肌肉復原。資料也顯示，在連續喝櫻桃汁7天後，身體的抗氧化能力明顯提升，抗壓力能力也提升，故關鍵是讓身體先儲存一定分量的「櫻桃營養」，有了量變，就有質變。

可惜此節目沒有說明一天的具體分量。根據另一原刊《關節炎與風濕雜誌》（*Journal Arthritis and Rheumatism*），有633人參與、時間經歷一年的研究，每天服食10到12粒櫻桃，連續兩天後，痛風發作的機率減少35%。每天服食三次、連續兩天者，痛風發作的機率減少45%。之後身體已飽和，吃再多也沒有更大改善。比較以上資料，具體分量沒有統一說法，經常吃但不要大量吃，看來是錯不了。痛風需要戒口，這是躲不掉的。

櫻桃中的花青素有抗氧化和紓緩肌肉發炎的效果，肌肉過勞出現的痛很多時候是微纖維撕裂引起發炎，櫻桃竟有本事在24小時內讓肌肉得到很好的恢復。

農藥殘留一、二、三

有讀者留言：去除農藥的方法用鹽水不理想。大家都關心蔬菜與水果上的農藥殘餘，我找到一個比較權威的信息來源供大家參考。

台大農業化學系教授顏瑞泓在《正確洗菜擺脱農藥陰影》一書中分析：

鹽：殘留在蔬果上的農藥成分多為脂溶性，鹽水無法完全清除脂溶性化合物，效果與用清水沖洗並沒有太大分別。

小蘇打：即使對部分農藥有分解作用，但浸泡時間需要半天才有效，故短時間使用小蘇打清洗的效果未必比清水好。

醋：只對部分農藥有效，有時反而延長分解時間，適得其反。

結論：清水沖洗的效果最好！

細節方面：

包菜類：譬如椰菜，先摘除外面一層菜葉不要，再將葉片逐一剝下，泡水十至二十分鐘，再在流水下單片清洗。

花菜類：譬如西蘭花，先分成小株，再浸泡十至二十分鐘，之後再沖洗。

普通蔬菜類：譬如菜心、芥蘭、白菜等，先摘除根部，再浸泡十至二十分鐘，之後再沖洗二至三遍。

瓜果類：譬如苦瓜，用軟毛刷。

瓜蒂凹陷類：譬如青瓜，先切掉瓜蒂，再泡，再洗。

根莖類：譬如紅菜頭，先清洗，再削皮。

豆莢類：譬如四季豆，先浸泡十至二十分鐘，之後再沖洗。

如果還是不放心，清洗之外可以採取加熱、烹煮等方式讓殘留農藥分解、隨蒸氣揮散或融入油水之中。

「食療主義」舉辦了母親節試食會，來賓很踴躍，真的是門限為穿！大家來嘗正宗的藏紅花茶，也來嘗「咖喱苔夫藜麥粥」的風味，有機可可粉Cacao也及時來貨。一再說這些食物，因為在市面上不容易找，找到後對自己對其他有需要的人都是件開心事。「食療主義」是一個由辛勞堅強的團隊兢兢業業經營的健康綠洲，除了「食療主義」，我沒有第二個團隊，如果從前有過，也早已經退出。謹此聲明。

如果還是不放心，清洗之外可以採取加熱、烹煮等方式讓殘留農藥分解、隨蒸氣揮散或融入油水之中。

放屁竟然是學問

如果你喜歡嚼口香糖，請問問自己，或者輕聲問旁邊的好友：你是否放屁比別人多？喜歡喝汽水類的人也一樣，請觀察一下自己是否放屁比人多？

原來，屁的原材料主要是空氣！身體中的氣體來自我們連同唾液或食物一起咽下去的空氣。嚼口香糖或者硬糖時，在吞口水的過程中，會不斷為腸道帶進氣體；汽水類泡泡飲品就更不用說了。吞進去的空氣有部分以打嗝方式從胃排出，剩下的空氣則進入腸部，成為屁的主要材料。所以，習慣將大量氣體與唾液一起咽下的人，放屁次數通常比一般人多。嚴重的話，胃部一半以上有時都會佔滿空氣。

其實，氣體本身是沒有味道的，但屁的味道卻非常「多元化」，原因是放屁不止放出吞入體內的空氣，也包括腸內細菌所製造的氣味，所以才會產生各種各樣的味道。有人不好意思放屁，堅強地忍着，這樣的結果，是屁和吐出的氣從嘴巴裏一起跑出來，不過幸虧不會原封不動原汁原味，否則自己也會被臭死。忍住屁不放，氣體會積存在腸道內，待濃度愈來愈高時，會與腸黏膜中血液的氣體互換，氣體回流入血液，被血液運至肺部，最後與呼出去的氣一起排出體外，成為你的口氣，所以經常便秘的人有口氣，就是這個原因。

放屁其實是一門健康知識，《晴報》曾報道過中醫朱遠婷對屁的分類：

一、臭屁，代表暴飲暴食，會伴隨口臭、便秘；

二、長期沒有明顯誘因的臭屁，有機會患了惡性腸道腫瘤；

三、放屁後腹脹，代表工作壓力大、飲食不定時，有可能伴隨胃口差，或者打嗝，或者便秘；

四、放屁多，多肉少菜，或者情緒憂鬱，導致脾胃差，消化不好。

忍住屁不放，氣體會積存在腸道內，待濃度愈來愈高時，會與腸黏膜中血液的氣體互換，氣體回流入血液，被血液運至肺部，最後與呼出去的氣一起排出體外，成為你的口氣，所以經常便秘的人有口氣，就是這個原因。

如果大便有血不是痔瘡？

幾年前一位多年的朋友、行家因為腸癌去世了，我經常想起這位朋友。前文講到放屁與腸癌的關係，引用了一位中醫的提示：「長期沒有明顯誘因的臭屁，有機會患了惡性腸道腫瘤」。長期臭屁與腸癌到底有沒有關係？這是「食療主義」的大家姐提醒我的：「不要嚇人」，她說。

我再從網上查證資料，根據專家的說法，腸癌最明顯的症狀是大便帶血：「大便的表面帶血，顏色多為鮮紅色或暗紅，血量不一定多」，這是腸癌早期最為明顯的症狀之一。腸道中的腫瘤與大便摩擦，極容易出血，特點是血量少，伴有黏液，如果有感染，會出現膿血便。很多患者會誤以為痔瘡出血，這是最危險的。痔瘡出血一般為手紙帶血，或滴血，或呈噴射狀出血，大便表面不會有血，如果偶然沾染，也不會長期以來幾乎每次都有血。

我記得當年這位行家就曾經說過以為是痔瘡出血，由於腸癌的發展過程一般都需要五至十年的時間，到醫生確診，已經過了漫長的時間。至於長期沒有明顯誘因的臭屁，可能已經到了腸癌的晚期。

我這位行家朋友和大部分得腸癌的患者一樣，飲食並不規律，習慣吃外賣、經常在外面吃飯、肉多菜少、平時很少走動，回家後也喜歡攤在沙發上。話説回來，去年一位素食的朋友也因為腸癌去世，他的主要食物是麵包、飯、麵，芝士、奶製品、甜品，嚴重缺少纖維。缺少纖維引致腸道蠕動力減少，是腸癌的重要起因之一。

以下還有腸癌的早期信號：

一、在短時間內出現無明顯誘因（並非飲食或者著涼引起）的大便次數增多，有排便不盡的感覺，或者交替出現便秘和腹瀉的情況，如果有這樣的情況，請留意腹瀉中是否帶有黏液。

二、左下腹間歇性隱痛，到了晚期則變為持續性疼痛，陣發性且逐漸加重；若是腫瘤位於肛門附近，還可表現為肛門痛。

三、可能大便變形，譬如很細小，或者扁。

腸癌最明顯的症狀是大便帶血：「大便的表面帶血，顏色多為鮮紅色或暗紅，血量不一定多」，這是腸癌早期最為明顯的症狀之一。

改善脱髮有根據

如何保養頭髮？如何改善脱髮，讓頭髮重新長出來？這個問題相信很熱門，很多人都想知道，包括我自己！

我找到了一個意大利做的實驗結論，雖然是針對女性做的實驗，但還是有很大的代表性。

這實驗於2012年1月到9月在意大利進行，基於50歲後「女性型脱髮」(female pattern hair loss) 的情況十分普遍，影響達至一半的女性，但一直未有定論究竟是遺傳，還是內分泌或者是血管的問題。這個實驗希望通過參與者服用一個補充品的組合，研究補充品的功效。主持實驗的研究人員來自法國、意大利和美國，有120位健康但自認嚴重脱髮的婦女參加，年齡由18-65歲。

所謂健康，是已經證實她們沒有缺鐵、鋅和維他命B_6，沒有甲狀腺亢奮或低下，亦沒有糖尿等代謝病或吸收脂肪的障礙。同時，也確保這些志願參加者沒有服用或外敷任何自稱對頭髮或生髮有影響作用的食品和用品。在實驗期間不准染髮或電髮，也要全部用同一牌子的指定洗頭水。

在這嚴控的情況下，這120人分成兩組，80人一組獲得含460毫克奧米加3魚油、含460毫克奧米加6的食用油、5毫克維他命E、30毫克維他命C、和一毫克茄紅素的補充品，在六個月內每天食用。另外那組40人則服用不含任何成份的安慰劑。參與者不知道自己屬於哪一組。

完成後，除了由大家填寫自己認為的結果外，並為每人拍標準相片、量度休止期和生長期頭髮的比例、頭髮的密度和直徑，方法非常客觀和科學化。

結果試驗組有超過6成的人脱髮情況有改善，33%是輕微改善而29%是頗有改善，另有5%有輕微惡化。服用安慰劑的對比組有四分一情況惡化，44%沒有改變，只有28%有輕微改善。

實驗後的專家結論：雖然脱髮原因不明，但飲食營養肯定有關係。

基於50歲後「女性型脱髮」的情況十分普遍，意大利於2012年進行一個實驗，結論是雖然脱髮原因不明，但飲食營養肯定有關係。

有毛的地方都會「脫髮」

不久以前，我曾經分享過一個意大利針對改善脫髮的實驗報告，有120位健康但自認嚴重脫髮的婦女參加，年齡由18-65歲，這群人入選的條件之一是本身必需健康，證實沒有缺鐵、鋅和維他命B_6。事實上，根據另外的資料，身體如果缺少鐵、鋅和維他命B_6，也會引起脫髮。

這個為期六個月的意大利實驗證實了如果同時服用含奧米加3的魚油、含奧米加6的食用油、還有維他命E、維他命C、茄紅素營養補充品，對改善脫髮與頭髮再生有效。這個實驗曾經發表在2015年的《美容皮膚學雜誌》（*Journal of Cosmetic Dermatology*）上，在經過六個月的人體實驗後，證實有89%的參與者改善了脫髮，86%的參與者頭髮覆蓋頭皮的範圍增加，87%的參與者頭髮密度增加。

在另外一個報道中，指出通過兩個有關實驗，證實鋅可能是最重要的營養補充品，對兩種主要的脱髮有明顯的改善作用。

養生知識真是愈研究愈有得着，我們只知道改善脱髮，但你知道自己屬於甚麼種類的脱髮嗎？

現代人壓力大，壓力引起脱髮，這種脱髮叫「休止期落髮」(*telogen effluvium*)，休止的意思，不是壓力休止，是在壓力的長期影響下，毛囊決定休息一下，進入休息狀態！不要以為只是「你自己」在感受壓力，大如你的五臟六腑，細小如你的頭髮毛囊，連你的眉毛和其他長毛的地方，都會因為你的壓力而不願意正常開工，毛囊不開工的結果，是增加頭髮脱落和「瀰漫型稀疏」，就是頭髮越來越稀薄。這種「休止期落髮」有一個特點：常見發生於頭皮兩側和後面，但是髮際線並不會改變。(待續)

實驗證實了如果同時服用含奧米加3的魚油、含奧米加6的食用油、還有維他命E、維他命C、茄紅素營養補充品，對改善脱髮與頭髮再生有效。

請細細觀察你的落髮

長久的壓力引起掉頭髮，症狀叫「瀰漫型稀疏」，營養不良也會引起這種掉頭髮症狀。專家指出，缺乏維他命、礦物質以及必要的胺基酸，一定會引起掉頭髮。女性會因為缺鐵性貧血而引起掉頭髮。有關改善缺鐵性貧血的飲食，前文已經講過了。

說實在話，缺少營養引起的掉頭髮比較容易改善，吃對了就好了，但壓力引起的掉頭髮則比較不容易。生活和工作帶來壓力，對現代人來說已經是常態，如何做同樣的事但不帶壓力，是現代人必需的功課，往往醒悟的時候已經到了臨界點，不過大部分人連生活在嚴重的壓力下還不知道，而且也不願意承認，到了這個階段，最好的提醒者可能是鏡子，看看鏡子中自己的脫髮已經成為「瀰漫型稀疏」，就應該好好照顧自己了。

前文說過，「瀰漫型稀疏」症狀的特點是頭髮愈來愈稀薄，常見發生於頭皮兩側和後面，但是髮際線並不會改變；如果撿起一根落髮細細觀察髮根，會發現髮根有球形的小白點，這就是角蛋白。角蛋白屬於硬蛋白，是組成人類皮膚角質層的主要構成物質，也是頭髮和指甲的主要構成物質。頭髮有85%由角蛋白(Keratin)所組成，角蛋白是創造頭髮光澤、彈性以及強韌與否的關鍵。動物的爪和鱗片、鳥的羽毛、喙和爪都是角蛋白形成。對皮膚、頭髮、指甲那麼重要的角蛋白，會因為壓力和營養不良而消失。除此之外，疫苗接種，減肥引起的營養不良，身體創傷，例如車禍或是手術的影響，抗憂鬱藥物，都會引起角蛋白消失。

我們在文章中分享改善和保護頭髮的飲食方法，其實就是改善和保護角蛋白的方法，對皮膚、頭髮和指甲都有莫大的好處。(待續)

角蛋白屬於硬蛋白，是組成人類皮膚角質層的主要構成物質，也是頭髮和指甲的主要構成物質。頭髮有85%由角蛋白(Keratin)所組成，角蛋白是創造頭髮光澤、彈性以及強韌與否的關鍵。

四種脫髮一種維他命

長期壓力與營養不良引起的掉頭髮，服用營養補充劑鋅都有改善作用，服用鋅也可以有效改善圓禿（Alopecia Areata），又稱鬼剃頭，是皮膚科常見疾病，多見於青壯年，呈圓形及各種多邊形。可分為斑禿、全禿、普禿三種。

圓禿是自體免疫疾病，由淋巴免疫細胞攻擊自身的毛根所致，圓禿造成脫髮區域的毛囊沒有被破壞，大約80%會再生頭髮，但通常會反覆發作。

鋅對這些症狀都有改善作用。除了可以營養毛囊，鋅的重要以前也分享過：我們如果缺鋅，即使每天補充消化酵素都等於零，酵素不只是為了保證消化正常，我們身體每一項功能，不論是消化、運動、排毒抑或新陳代謝，總之有5,000多個功能都需要酵素來推動運作！但有了酵素還是無法啟動，很多酵素需要和維他命或礦物質結合才能工作，其中的鋅元素影響非常廣泛，只是鋅一個元素已經是超過300個酵素所需要的「輔因子」（co-factor），就是說，沒了它那些酵素都不能發揮作用。症狀除了掉頭髮，還有譬如手指掉皮、皮膚乾燥或流牙血等，貌似無關痛癢，其實會在不知不覺間破壞體內的重要機能。

常見的脱髮種類除了上文講過的壓力形成的「瀰漫型稀疏」、「鬼剃頭」，還有所謂「女性型脱髮」、「雄性脱髮」。雄性脱髮的特徵是從前額兩側鬢角開始逐漸向後延伸，並且髮際也後移，也有從頭頂開始，逐漸變成地中海式禿頭。

根據一項2013年的研究，四種常見的脱髮都因為缺少鋅，其中以鬼剃頭最為嚴重，大概是這個原因，一項2009年針對鬼剃頭的研究曾經刊登在*Annals of Dermatology*，參與者有15個患者，經過12個星期每天口服鋅（zinc gluconate）50 mg，9個鬼剃頭的患者脱髮有明顯改善。

除了鋅，還有幾樣對改善脱髮有幫助的營養補充劑。（待續）

根據研究，四種常見的脱髮「瀰漫型稀疏」、「鬼剃頭」、「女性型脱髮」和「雄性脱髮」都因為缺少鋅，其中以鬼剃頭最為嚴重。

又找到一種**食物**！

雖然鋅對改善脫髮有重要作用，但不可以超過限度，成人每天服用鋅不可以多過40mg。

鬼剃頭的患者每天服用量達到50 mg，那是因為鬼剃頭的患者缺少鋅的程度比較嚴重，即使是這樣，服用高劑量的鬼剃頭患者是在專家的護理下，而且只限定在十二個星期以內。長期高劑量服用鋅會有嚴重健康後果，建議按照瓶子上的指示量服用就可以。恢復健康需要時間，按照細胞的生長規律，開始的階段改變會比較慢，但愈往後愈明顯。

除了排在第一項的鋅，還有幾樣對改善脫髮有幫助的食物和營養補充劑。含有奧米加3、以及奧米加6脂肪酸的食物，譬如各種魚類、蛋黃、硬殼果、亞麻籽油、大麻籽油、納豆，這些食物都幫助血管和身體減輕發炎，也平衡內分泌以及荷爾蒙。

可可是幫助改善頭髮的理想食物，不過可可產品大多過分加工，失去了大部分的營養。在現代大都市尋找「儘可能原生態可可」是個學習和發現的過程，我以為能買到的最原生態可可產品是沒有經過加工的 Cacao 粉（不是超級市場隨便可以買到的 Cocoa 粉），誰知道我們自己的「食療主義」竟然找來了從前很少聽過的可可豆 Cacao Nibs，這可能是市場可以找到的最原生態可可產品了。可可豆直接加在乳酪、水果中吃，口感絕好。我們家也用磨咖啡豆的小機器做「生磨可可粉」，香味比原生態 Cacao 粉更新鮮和醒神，營養價值當然更高。「生磨可可粉」不會完全溶解，會有渣，但當然是有營養的「好渣」，可以吃掉。

古人說「吃不厭精」，不但體現在烹飪上，最重要的當然在食材上。在宋朝，最上品的高級宴會飲食是有醫療作用的食療，食療在社會上已經形成風氣，比起現代人飲食亂七八糟，從文化上和健康上都是大倒退。

可可油是除了椰子油以外，天然最佳護髮、護膚品。（待續）

可可是幫助改善頭髮的理想食物，不過可可產品大多過分加工，失去了大部分的營養。

頭髮皮膚有救星

原生態可可豆Cacao Nibs富含健康必須的奧米加3和6脂肪酸，經過加工提取後成為可可粉；被提取的可可脂肪就成為另外一種產品，叫可可油。可可油與椰子油對皮膚和頭髮健康都很重要，這兩種油在低溫下都會凝結成固體，在高溫下會成為液體。

我們家自己從可可豆磨製的「生磨可可粉」，存在瓶子中會黏成一小坨一小塊，就是其中沒有被提取的可可油含有黏性，放在熱水中攪拌就會化開。

可可油滋養皮膚和頭髮，防治頭髮脆弱和分叉引起脫髮，令頭髮更強韌、修復和鞏固髮根、生髮、修復化學品所引起的頭髮乾燥。可可油加椰子油有天然護髮生髮功效，也是上佳天然護膚品，以下是製造和使用方法：

兩湯匙可可油、一湯匙椰子油、一湯匙祖祖巴油（*Jojoba oil*），以人手快速攪拌五分鐘成為糊狀。按摩在頭皮和頭髮上，不需要太多，停留最少一小時。也很適合按摩在全身皮膚上。如果冬天嘴唇皮膚乾裂，這也是天然有效的潤唇膏。修復脫髮也需要補充維他命B雜，每天一顆就夠了。同時，也需要維他命C和維他命E。

食物方面，最關鍵的是一些含奧米加3和6的油，譬如亞麻籽油或者魚油，還有大麻籽油和核桃油。鐵來自超級食物苔夫。這些都是每天應該吃的油與食物，方法我已經講過很多次，如果有需要可以諮詢「食療主義」。茄紅素是其中一種重要營養，可以來自每天一隻用澳洲堅果油輕輕炒過的番茄。另外，雞蛋、牛肉、雞、牛油果、蔬菜、豆類、硬殼果和薯仔，對修復脫髮都有幫助。

還有，永遠不要在頭髮還濕的時候梳頭，以免扯傷頭髮。要用寬齒的梳。在睡覺時不要用很緊的橡筋紮住頭髮，因為那樣會傷害頭髮。隔天洗頭能防止愈洗愈乾。

可可油滋養皮膚和頭髮，防治頭髮脆弱和分叉引起脫髮，令頭髮更強韌、修復和鞏固髮根、生髮、修復化學品所引起的頭髮乾燥。可可油加椰子油有天然護髮生髮功效，也是上佳天然護膚品。

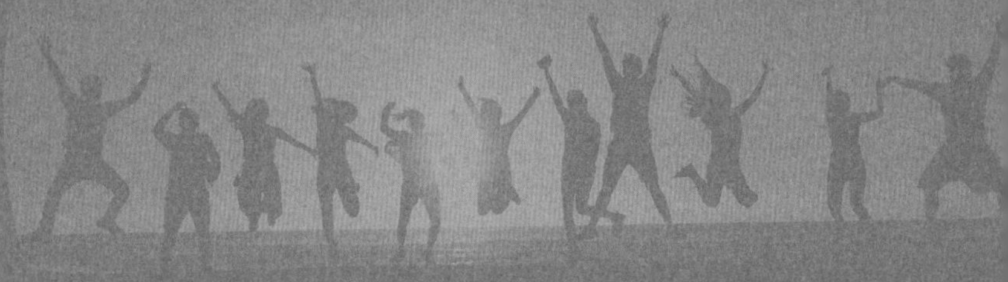

Part 7

生活壞習慣可致命

人開心，就健康

隨意為大家分享一些有趣的小品，希望你開心了，人也就健康。即使一個人飲食健康，生活習慣也很好，但如果無法排解精神遏抑，造成的健康危害你可能無法相信。

一則笑話：

教授與農民在火車上相對而坐，無聊之際，教授說：「我出一道題，你若不知，給我五元，如果你出一道題，我若不知，給你500元如何？」農民同意。教授問：「月亮距離地球多遠？」農民一言不發遞給教授五元。接着，農民問：「上山三條腿，下山四條腿，是甚麼動物？」教授苦思無解，無奈給農民500元。農民接過錢準備睡覺。教授追問：「上山三條腿，下山四條腿究竟是甚麼動物？」農民一言不發遞給教授五元，然後睡覺了。

這個故事的教訓是：低學歷高智商，太可怕了！這就是許多沒學歷的人能成為老闆、首富的原因。

人生十大奢侈品，居然沒有一樣是錢可以買到。一、生命的覺醒和開悟；二、一顆自由喜悅、充滿愛的心；三、走遍天下的氣魄；四、回歸自然；五、安穩平和的睡眠；六、享受屬於自己的空間和時間；七、彼此深愛的靈魂伴侶；八、任何時候都有真正懂你的人；九、身體健康和內心富足；十、感染並點燃他人的希望。

健康提示：

一、晚餐總吃剩飯易發胰腺病。不少老人怕浪費，晚上總吃剩飯剩菜。很多胰腺炎尤其是急性胰腺炎的發病，都與不健康飲食習慣有關，比如暴飲暴食、食用變質食物等。特別是蛋白含量高的剩魚、剩肉變質後，也可能導致細菌感染，誘發胰腺病變。

二、想長壽記得少生氣！消氣法（分九個層次，逐級提升）傾訴；迴避；運動；娛樂；想得開；自己想適合自己的方法；換位思考；放得下；提高境界。

晚餐總吃剩飯易發胰腺病。特別是蛋白含量高的剩魚、剩肉變質後，也可能導致細菌感染，誘發胰腺病變。

吃得少的老鼠更**健康**

大腦中間的一個器官「松果體」會分泌出一種重要的荷爾蒙叫褪黑激素，指揮各種荷爾蒙維持正常濃度，抑制交感神經的興奮性，使得血壓下降、心跳速率減慢、降低心臟負擔，提高睡眠品質、加強免疫功能、抵抗細菌病毒及預防癌症、老年癡呆症等。

松果體

人類的松果體在腦中間，眉心後面，也被稱作「第三眼」或者「天眼」。動物和魚類都有松果體，墨西哥地下湖有一種「墨西哥盲魚」，沒有眼睛，靠大腦中的松果體能夠察覺到光線；松果體本身就充滿視網膜色素。

禪修者認為，可以透過靜心、冥想、練氣功、打坐等「開天眼」，繼而捕捉到肉眼所看不到的不可見光。

佛經的內容牽涉範圍很廣，從人類這個地球物種的思考特點到神秘學都有，其中有個故事講到，有一位弟子開始修道時很懶惰，後來發奮努力，七日七夜不眠，雙眼因而失明。佛陀教他修一種禪定，結果得到天眼通，能「照天照地」。無論你持甚麼觀點，靜坐、氣功一類的靜修都有助松果體健康，這樣免疫系統就健康。

吃得少也有助於褪黑激素的正常分泌。研究指出吃得少的老鼠，年屆高齡時，松果體仍能保持和年輕老鼠一樣的健康，反觀不限制食量的高齡老鼠，它們體內的褪黑激素濃度大約只剩下四成左右。

日間運動也有助於增加褪黑激素的分泌，夜間運動則適得其反。所以，想要保持松果體的年輕，要少食、多運動、從事靜坐冥想，並過個有規律、有節制的生活。

吃得少和日間運動也有助於褪黑激素的正常分泌，夜間運動則適得其反。

左側臥？右側臥？

睡覺有很多學問，譬如，左側臥與右側臥有甚麼分別？哪一個姿勢比較好？

我常年都習慣右側臥，如果臥在左邊，心臟有壓迫感，會做噩夢——可是我老婆說，這是我的心理障礙，她說看見我在睡着以後經常睡在左側。

近年來，有資料說應該睡在左側，說是對消化有幫助，而且對安全感有幫助。有些人住酒店睡得不好，對新地方沒有安全感，我也會這樣。BBC曾經做過一個實驗，讓有這種「認床症」的人住酒店後睡在左側，結果很好，睡得很安穩。也有資料說，左側臥感覺不舒服的人可能有心臟問題，也可能有頸椎問題，我知道自己的頸椎不是很健康，那是長年在書桌前低頭的緣故。坐有坐相，立有立相，年輕時聽見這些八股都煩，現在明白是百分之百的正確，但已經有點遲。

除了頸椎，腰椎也壞了，能做的補救方法，是立起來做文書工作，幸虧現在流行打字，比較容易脊椎和頸椎都盡量保持垂直。其實身邊有不少朋友都歪向一邊做人，坐着是歪的，連站立、走路都是歪的，後背肩胛之間經常痠痛，但大部分人都不知道這是平時坐姿的影響。生活習慣有滴水穿石的效果，好習慣有好的結果，不良習慣有不良結果。

我經常提醒大家重視睡眠時間，晚上10:00到2:00細胞代謝最活躍，代謝的意思是一批批的細胞生命到頭了，凋零了，被新生一批細胞代謝了。如果新生細胞健康，身體機能便可好好修復，在這段時間中，能夠幫細胞健康分裂出下一代的只有睡眠。睡眠是不是很多學問？

有資料說應該睡在左側，說是對消化有幫助，而且對安全感有幫助。也有資料說，左側臥感覺不舒服的人可能有心臟問題，也可能有頸椎問題。

「懶氣症」

「懶氣症」是標籤我們辦事拖拖拉拉的行為：應該做的事不做，一味拖拉，嚴重的時候，還會想用各種藉口逃避，不惜找醫生開一張請假紙，再嚴重一點，就索性成為宅男宅女。

「懶氣症」這個名字是我編的，真正的名字叫 *Chronic Procrastination*，美國心理學家 *Joseph Ferrari* 是這方面的專家。按照他的研究，我們都時有不同程度的拖拖拉拉，但我們不全是「拖沓者」*procrastinators*。

人群中有20%的人是「拖沓者」，即長期地、習慣性地拖沓的人。這些人好比一攤爛泥，缺少活力，有「懶氣症」。有「懶氣症」的人行動能力很低，無法計劃、無法執行任務、行為畏縮、也沒有組織能力。

Joseph Ferrari 建議我們先了解一下自己的大腦。我們的身體組織異常複雜，真不知道大自然是怎麼把我們造出來的；但比起大腦，大腦的複雜更

不可思議，科學家到現在都沒有完全搞清楚腦袋中的秘密。

大腦中有兩部分組織與人的懶惰行為有關，一個叫大腦邊緣系統（*limbic system*），一個叫前額葉皮層（*prefrontal cortex*），邊緣系統指包含海馬體（*hippocampus*）及杏仁體（*amygdala*）在內，支援多種功能例如情緒、動機、對自己的獎勵，及長期記憶等；前額葉皮層負責許許多多不同的認知功能，例如執行任務、解決問題、分析事情、計劃、集中注意力等。這兩個大腦部分是難兄難弟，總是互相干擾，你打左燈、我向右轉。（待續）

大腦中有兩部分組織與人的懶惰行為有關，一個叫大腦邊緣系統，支援多種功能例如情緒、動機、對自己的獎勵，及長期記憶等，另一個叫前額葉皮層，負責許許多多不同的認知功能，例如執行任務、解決問題、分析事情、計劃、集中注意力等。

百分之二十的人有「懶氣症」

大腦邊緣系統、前額葉皮層都是我們大腦中的一部分，本來應該互相支持，但當負責執行任務的前額葉皮層，指揮我們去執行應該做的事，譬如做功課或上班等，大腦邊緣系統就來搗蛋，想出各種不執行的理由，讓自己賴在床上、或電視機前。

美國心理學家*Joseph Ferrari*發現，人群中有20%的人是「拖沓者」，這一類人的大腦邊緣系統總是破壞前額葉皮層做的行動指示，生活中的表現就是懶懶散散，拒絕做正事，有「懶氣症」。

在2001年美國有個「拖沓者」的專題研究，研究人員追蹤一群學生整整一個學年，學生中的「拖沓者」，在學年開始時幾乎看不出有學習帶來的壓力，總是懶懶散散、得過且過；到了學年結束前，「拖沓者」的平均分數會比較低，但壓力指數變成比較高。這一類學生也比較容易得病。

「拖沓者」在壓力下的表現不會好。同時，拖沓本身也帶來壓力，本來是今天的事今天做，在拖沓者時間觀念中，是今天過了還有明天。「明日復明日，明日何其多」，到了需要交功課見人的時候，全都變成壓力。

從拖沓帶來的壓力令到「拖沓者」更容易得病。不過，有可能他們心理上就希望自己得病，這是逃避現實、逃避家人和朋友質疑、逃避工作和學習的最佳藉口。「拖沓者」也希望開解自己：我是病了，無法照顧自己，所以也無法正常上學上班，因此沒有責任。

「拖沓者」可以發生在年輕時期，也可以發生在生命中任何一個階段。

（待續）

從拖沓帶來的壓力令到「拖沓者」更容易得病。不過，有可能他們心理上就希望自己得病，這是逃避現實、逃避家人和朋友質疑、逃避工作和學習的最佳藉口。

「懶氣症」是從幼兒開始

一些有嚴重「懶氣症」的拖沓者是生活在夢裏的人，只要不用工作，會想出任何藉口讓自己舒舒服服躲在託詞裏，其中一個經典藉口是：「算命師傳説我將來會嫁個有錢人」！

拖沓者的「懶氣症」不屬於藥物治療的範圍，與自我控制有關。

新西蘭的「丹尼登跨領域健康發展研究」（*Dunedin Multidisciplinary Health and Development Study*）是世界上少有的「自我控制」研究，經過超過三十年的追蹤研究，得出的結論是：自我控制對一個人健康、財富和犯罪機率有直接的關係，它不僅是個人的修養問題，而且跟社會安全也有關。

這個研究是追蹤1972至1973年在丹尼登郡出生的1,037名嬰兒到他們32歲。研究者從孩子3歲起，就包括攻擊性、過動、毅力、持續性、注意力和衝動性等項目做評分，然後每隔兩年重新評估一次；當孩子進入青春期後，更加入驗血、面談，評估他們對敵意、暴力、挫折的忍受度。結果發現從小有自我控制的孩子，在健康、財富和事業各方面都比較好，而且愈早訓練效果愈好。

*Bill Gate*的父親是怎麼教孩子的？他說：「孩子行為的好壞不是在管教的鬆與嚴，而是在有沒有參與他的生活。」一家人吃飯的時候看電視、各自看手機、大人自己忙着吵架、忙着罵孩子，都沒有參與孩子的生活。參與孩子的生活，是對孩子遇到的一切事物都表示興趣。

讓孩子知道「想要」和「需要」的分別。讓孩子在飲食和睡眠習慣上隨心所欲，或者沒有時間限制地看手機、電視，而且自己也這樣生活，不知不覺成為孩子的榜樣，都嚴重破壞孩子培養自我控制的能力。

根據以上這份新西蘭的研究，缺少自我控制能力的孩子，有一部分在成年後會醒悟，重新做人。

讓孩子在飲食和睡眠習慣上隨心所欲，或者沒有時間限制地看手機、電視，而且自己也這樣生活，不知不覺成為孩子的榜樣，都嚴重破壞孩子培養自我控制的能力。

心臟病突發自救寶笈

心臟病突發並不是罕有的病，不幸突然去世的人中有我的親人和朋友，都是本來好好的，但突然就倒下了。

心臟病突發可以發生在一天中任何時候，這個病的由來並非一朝一夕，大部分都是因為飲食、壓力，再加上生活方式積累成疾，三條血管可能早就被血脂所塞滿了。

收到一個心臟病突發的自救方法，作者是心臟病專科醫生Dr. N Siva，從1999年開始，這篇文章已傳遍半個世界。有批評這個方法不正統，也有證明這個方法真的有用，爭論圍繞在採用這個方法的患者必須「神志仍然清醒」，而且「必須在醫務人員指導下進行」。其實Dr. N Siva本來的文章就是指引在醫院以外的患者在「神志仍然清醒」、但無法及時得到醫務人員搶救的情況下做終極自救，所以還是有可能救自己一命。

許多人都是在獨處時心臟病突發，無人在旁給予救援。在出事前，本來就不注意飲食和生活健康的你，可能長期以來已感到疲倦、心律不規則、呼吸困難、覺得噁心、腹痛、拉肚子、背痛、懊惱和沮喪。到出事前一刻，突然你感覺到心臟跳動失常，伴隨胸部劇烈疼痛，頭暈、胸部疼痛延伸至手臂甚至到下巴。從這些徵狀開始，離開患者失去意識只有大約十秒而已。根據Dr. N Siva，患者可以通過反覆大力的咳嗽自救。方法如下：

一、每次咳嗽前必須深深呼吸；

二、每次咳嗽一定要深和長，恍如從胸膛深處咳出痰一樣；

三、必須約每兩秒重複深呼吸和深長咳嗽，一刻都不可鬆懈，直到感覺心臟跳動恢復正常。

原理：深呼吸可以讓氧氣進入肺部，咳嗽可以擠壓心臟，幫助心臟恢復正常的節奏，讓血液保持循環。過程中保持鎮定，打電話報警求救。平時定期請醫生檢查。

在心臟病突發前，本來就不注意飲食和生活健康的你，可能長期以來已感到疲倦、心律不規則、呼吸困難、覺得噁心、腹痛、拉肚子、背痛、懊惱和沮喪。

只當它是一瓶醋太委屈

Dr. Mercola是美國一位著名主流醫生，也是一位積極的另類療法推行者，是美國電視健康節目的常客，也有自己的網站，定期上貼文章，其中一篇是關於蘋果醋具有控制糖尿病、減肥、改善癌症的正面效果。

他首先肯定蘋果醋對平衡身體酸鹼度（pH）的效果，此外，最轟動的發現是蘋果醋可以有效平衡血糖！這是根據美國亞利桑那州立大學（Arizona State University）的人體實驗做出的判斷。

大學請了十一位志願者參與實驗，這些志願者都是經過醫生確診的糖尿病二型患者，在實驗過程中沒有服用胰島素藥物，但繼續服用處方藥。

方法：每位參與者在睡前服用兩湯匙蘋果醋，加上一安士（大概二十八克）芝士做點心。又請同一批參與者，在另一個晚上於入睡前吃同樣的點心，但服用的是兩湯匙白開水。研究結果顯示，在早上的時候，前一晚服用蘋果醋會令糖尿指數下降。這個實驗中，芝士不是主角，芝士富含蛋白質和脂肪，有很低的升糖指數，適合關注體重和糖尿人士。

美國NBC新聞曾經報道，美國半數人口都有血壓高或者糖尿病，而且其中一半患者不知道自己有病！

又根據CNN健康欄目《CNN Health》報道，蘋果醋對健康的好處已在世界上通過了極大數量的實驗，以上的好消息不是唯一的實驗報道。根據多個實驗，蘋果醋對糖尿度數屆臨邊緣的人士，以及健康人士，都有明顯的健康好處。科學家結論：每天飲用蘋果醋有可能改善癡肥。

蘋果醋不建議直接喝，最好加適量水。下文介紹更大眾的喝蘋果醋方法，讓大家都做到無飢餓健康減肥！

美國一位著名主流醫生Dr. Mercola指出，蘋果醋具有控制糖尿病、減肥、改善癌症的正面效果。他肯定蘋果醋對平衡身體酸鹼度(pH)的效果，並有效平衡血糖！

教你用**蘋果醋**治病養生

利用蘋果醋作為每天保健、減肥可以這樣做：兩茶匙蘋果醋和一茶匙生蜂蜜（raw honey），加進一杯暖開水裏。

蘋果醋改善着涼後喉嚨痛的方法有兩個：

一、以上分量的蘋果醋和生蜂蜜加入四分一茶匙薑粉；

二、匹茲堡大學的一位護士 *Bonnie K. McMillen* 有另外一個方法：一湯匙蘋果醋加兩湯匙水、一湯匙生蜂蜜和四分一茶匙薑粉。不要一次過喝完，在一天中每隔幾小時喝一小口，慢慢吞咽，讓喉嚨經常被這劑湯水充分濕潤。

也有人直接加水沖淡去喝，但對黏膜可能有些刺激。由於醋酸可能影響牙齒的琺瑯質，建議飲用後立即用清水漱口，或者用飲筒會更好。

還有簡單好吃的蘋果醋沙拉：一湯匙蘋果醋、一湯匙鮮檸檬汁、半茶匙蒜蓉、一小撮黑胡椒粉、一小撮切碎的新鮮羅勒葉（*Basil*）、一些橄欖油，澆在西蘭花、蘆筍或者生菜上。根據 *Dr. Mercola*，蘋果醋的好處說不完，蘋果醋的抗氧化作用能有效改善自由基對器官的破壞，可以為淋巴排毒、增加身體的免疫功能。目前世界上出現更多的實驗報告，證明蘋果醋甚至有治療癌症的效果，其中對腸癌效果最顯著。

有一個叫「癌症的真相」的網站（*TheTruthAboutCancer.com*）這樣說：最近確認蘋果醋有強大的抗病菌作用，有可能替代昂貴的化學消炎藥。最為致命的其中一種病菌叫「結核分枝桿菌」，又叫 *TB*（*Mycobacterium tuberculosis*），這種菌有抗消炎藥的本事，但卻能被醋酸殺死。

根據 Dr. Mercola，蘋果醋的好處說不完，蘋果醋的抗氧化作用能有效改善自由基對器官的破壞，可以為淋巴排毒、增加身體的免疫功能。

抗癌脫疣又醫胃病

蘋果醋可以為淋巴排毒，增加身體的免疫功能；可以殺死致命肺炎菌TB；對免疫力低下的患者，蘋果醋是極好的天然強力抗菌食療，在滅菌的同時，也提供免疫支持。

根據美國名醫 *Dr. Mercola* 的報道，「權威營養」（Authority Nutrition）網頁曾經上傳幾個實驗室的考證，證實醋有殺癌細胞的功效，其中一個日本做的研究實驗中，使用了幾種利用發酵方法生產的醋，成功促使白血病的細菌凋亡。所謂發酵方法生產的醋，除了蘋果醋，還有不加任何添加物的米醋等。

在另外一個使用米醋的實驗中，惡性乳房腫瘤、大腸癌，還有肺癌、膀胱癌和前列腺癌，都被有效控制。其中成效最顯著的是大腸癌，被控制的程度達62%！

蘋果醋還可以改善結腸炎、胃潰瘍（*Peptic ulcers*）和胃酸倒流。胃酸倒流在大部分情形下是因為胃酸不足。胃潰瘍其中一個成因是胃中的幽門螺旋菌，蘋果醋可以平衡菌種，這是根據*Dr.Mercola*引用*Nutrition Therapy and Pathophysiology*。

蘋果醋中的成分除了醋酸，還有乳酸，可以有效改善腸道健康，實驗證明，經常服用蘋果醋，腸道中會有比較多的益生菌，減低胃腸道的病。

那一天中甚麼時候喝蘋果醋最好？生產商建議一早或不要在黃昏後，而且一定要加水，但由於醋酸始終對空腹有刺激作用，我認為最安全還是在飯後的兩頓飯之間，讓蘋果醋逐漸分解存在體內的脂肪，減低飢餓感，下一餐飯少吃一點。可能在睡前喝也很好，幫助身體加速消化，消除多餘的熱量。初次從兩茶匙開始，逐漸加到兩湯匙。

蘋果醋外用又有抗菌性，臉上有粉刺可以直接使用，很多人皮膚上長疣，每天看電視的時候用蘋果醋按摩患處，疣會逐漸脫落。

在一個使用米醋的實驗中，惡性乳房腫瘤、大腸癌，還有肺癌、膀胱癌和前列腺癌，都被有效控制。

你所不知道的**抗惡菌**真相

人到中年，朋友和親人生老病死，進出醫院成為常態。

我以醫院為畏途，醫院的環境充滿無法預料的變數，醫院的中央空調本身就可能是致命細菌的來源，這種超級惡菌叫抗藥性金黃葡萄球菌（MRSA），病人甚至訪客都很容易從空氣中感染後成為肺炎。由於惡菌有抗藥性，這個從醫院感染的細菌有可能最後成為致命殺手。

大概十年前，MRSA開始在社區中流行，在感冒季節中尤其犀利，在兒童或是成人感染者身上產生壞死性皮膚損害，例如膿瘡，或是出現嚴重肺炎。由於MRSA對多種常用的抗生素出現抗藥性，在治療上並不容易，最致命的是引起肺炎及敗血症。MRSA可寄居於人體不同部位，包括鼻腔及皮膚上，對身體健康的人未有任何影響，而且就是帶菌者也不一定會傳播細菌。

到目前為止，主流醫學對付MRSA的方法還是以抗生素為主導，人類從上世紀便使用抗生素對抗，遺憾的是，細菌不斷變種，抗生素變成惡菌的超級營養品！

2004年12月，*PubMed*刊登了一篇重要文章。*PubMed*是一個屬於美國官方的網上醫學諮詢站（*US National Library of Medicine National Institutes of Health*），文章報道，科學家發現了天然精油的強力殺惡菌作用！天然精油不貴，容易用又安全，效果又比人造抗生素好，如果十多年前開始推廣，現在大概已經在家居、幼兒園、學校、辦公室、交通工具上大量使用，醫院就更不用說了，這樣當社會經歷一次又一次的流感威脅的時候，大概死亡率會降低不少，社會花在醫療方面的資源也可能降低不少吧？至於為甚麼不推廣？要期望政府或傳統醫學界對非藥物的天然療法抱開放態度是難過登天的，其中有信念、管制、利益等各種因素，我們作為市民的就只能靠自己與時並進。

下文將具體介紹是哪種精油有幫助。（待續）

科學家發現了天然精油的強力殺惡菌作用！天然精油不貴，容易用又安全，效果又比人造抗生素好，如果十多年前開始推廣……這樣當社會經歷一次又一次的流感威脅的時候，大概死亡率會降低不少。

天然精油抗超級細菌

2004年12月，英國曼徹斯特大學生物科學部門（Department of Biological Sciences）研究員發現，有三種天然精油可以有效對付「超級細菌」抗青黴素金黃葡萄球菌（RSA）及大腸桿菌。

金黃葡萄球菌有五種基因型，有些幫助細胞產生抗藥性，有些可以破壞人體的白血球細胞，使人體組織受到破壞。曼徹斯特大學的研究人員測試了四十種天然精油，對付十種醫院常見的細菌及病毒，包括每年造成嚴重死亡的超級細菌抗青黴素金黃葡萄球菌。結果發現，其中兩種天然精油的組合在實驗室環境下，可即時殺死抗青黴素金黃葡萄球菌及大腸桿菌，這個組合分別是天竺葵（*Geranium oil*）和茶樹油（*Tea tree oil*）；另外一個組合是天竺葵和西柚籽萃取物（*Citricidal*），這個組合也可以殺死有關細菌，但所需的時間較長。

怎樣用這些天然精油的組合？一般是這樣用的：隨時鼻聞，深呼吸十次吸入香味，或搽手腕、耳後、太陽穴、頭顱底部等，或者用香油爐散發。也有建議可以將天然精油混和在肥皂和洗髮水等清潔用品中，但具體方法不詳。

報告中也提到吸入性療法。研究人員認為，現時採用以消毒劑放入病者鼻腔，成功率只有一半，但深呼吸鼻聞天然精油組合有可能提高成功率，而且比起化學消毒劑，病人的接受程度更高。

MRSA廣泛分布在空氣、土壤、水源之中，人和動物有較高的帶菌率，過去只會在傷口中造成感染。社區MRSA感染的高危人群，包括：幼兒院的幼兒、體弱者、毒品注射者、有身體接觸的運動員、男男性接觸者。

預防方法：

一、注意手部衛生、勤洗手、戴口罩；

二、市民和醫生要注意適當使用抗生素；

三、及早診斷，如有需要，作出隔離。

流感季節，加倍警惕MRSA！

有關精油的用法下文詳細分享。

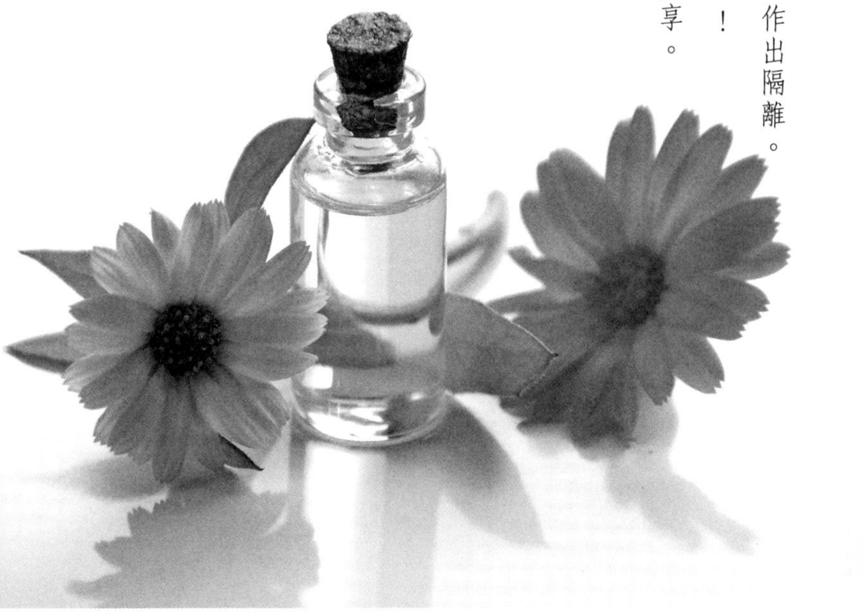

結果發現，其中兩種天然精油的組合在實驗室環境下，可即時殺死抗青黴素金黃葡萄球菌及大腸桿菌，這個組合分別是天竺葵和茶樹油；另外一個組合是天竺葵和西柚籽萃取物，這個組合也可以殺死有關細菌，但所需的時間較長。

抗肺炎的**精油**組合

上文分享了利用天然精油對抗超級抗藥細菌的方法，現講一下使用精油的方法。

精油組合其中一個是天竺葵（*Geranium oil*）和茶樹油（*Tea tree oil*）。這個組合是2004年12月英國曼徹斯特大學在試驗了四十種天然精油後，確認可以有效對付十種醫院常見的細菌及病毒的精油組合，它們可以對付包括每年造成嚴重死亡的超級細菌抗青黴素金黃葡萄球菌，這類菌在醫院和社區中引起肺炎和敗血症，可以對付的菌類也包括大腸桿菌。

很多精油都不適合直接塗抹在皮膚上，以上這個「天茶組合」（天竺葵／茶樹油）最好也不要直接塗上皮膚。如果希望直接塗在皮膚上，應該先加入底油稀釋。底油指的是椰子油、荷荷巴油（*Jojoba*）或者甜杏仁油（*sweet almond*）。用的時候也只當香水一樣點一下在鼻孔邊緣就夠，或者用小量做按摩油。

具體方法如下：將天竺葵（*Geranium oil*）、茶樹油（*Tea tree oil*）以相同分量混合，譬如各十滴，再加五毫升甜杏仁、椰子油或荷荷芭油作為底油，就成為「天茶組合」，可滴在毛巾上，放在聞得到的地方，或搽在手腕、太陽穴、鼻孔邊緣等部位，小童與嬰兒需要減少「天茶」精油濃度，兩歲以下一到兩滴。

也可以做香薰效果，那就不需要底油，也毋須每天用，隔一、兩天用就夠了。

一滴精油從成千上萬的植物蒸餾而成，非常濃縮，不能內服，否則有可能灼傷口腔黏膜和消化道。市面的精油並非全屬佳品，有的甚至加入化學香精，請小心選擇。

一滴精油從成千上萬的植物蒸餾而成，非常濃縮，不能內服，否則有可能灼傷口腔黏膜和消化道。

踩單車改善柏金遜與癲癇症

網上傳來一段美國電視台的新聞報道：一個無法控制手足顫動的嚴重柏金遜病人，竟可以信心十足地踩單車！這案例引發了克利夫蘭醫院帕金森氏學者亞伯茨對這個疾病的研究新方向。

研究結果證實：讓柏金遜患者持續兩個月、每周騎腳踏車三次，每次一小時，幾乎所有受測者的行動能力及細微活動能力都有所改善；雖然騎腳踏車主要是運動腿部，但大腦斷層掃描顯示，腦部會被引入更多血流，神經元之間的突觸會增加，活動力也會增強，顯示肌肉動作能夠引發腦部生物化學變化，全身的活動力也有改善，為柏金遜症治療指出一條光明路。

這項實驗在美國已經發生了將近十年，到了現在，讓柏金遜患者踩單車成為了其中一種治療方法。單車大致分為兩種：

一、戶外雙人單車：患者由健康的人在前座踩車帶領，被動踩車；

二、室內的機動單車：患者騎上專門設計的機動單車被動踩車。兩者都是被動踩車，但進步都是明顯的。

由於柏金遜與癲癇症有共同性，兩者都是中樞神經系統失調，這裏是指中風、腦退化、癲癇症及柏金遜一類活動障礙等疾病，並非精神科疾病，專家開始從同一個方向研究運動對癲癇症的改善作用。

挪威針對一群無法自控的癲癇病女性患者做實驗，一星期舉行兩次六十分鐘的運動，譬如體操、跑步、走路、游泳、單車（在美國也包括跳舞），十五個星期後，患者對身體的控制能力有明顯改善！同時也改善了肌肉痛的徵狀，睡眠質量改善，疲勞狀態改善、膽固醇改善、身體含氧量增加。即使在運動中癲癇發作也無礙，根據科學家的意見，對大部分患者來說，運動對改善徵狀只有正面的效果。（待續）

雖然騎腳踏車主要是運動腿部，但大腦斷層掃描顯示，腦部會被引入更多血流，神經元之間的突觸會增加，活動力也會增強，顯示肌肉動作能夠引發腦部生物化學變化，全身的活動力也有改善，為柏金遜症治療指出一條光明路。

中風、癲癇有得醫

2017年5月，國際網站上發表了一份針對中風和癲癇的重要研究文章（*Gut Bacteria Linked to Stroke, Epilepsy Risk*），研究者是隸屬「美國衛生及公共服務部」的「國家神經疾病和中風」部門National Institute of Neurological Disorders and Stroke（NINDS），證明腸道細菌會影響腦中的血液細胞健康，引起中風或者癲癇！

腸道細菌可能是腦神經疾病的主要原因，包括中風、老人癡呆、柏金遜、癲癇、自閉症、多動症、運動神經失常症等。近年來，世界上有關的研究愈來愈多，以上這個證明更引起人們的注意，因為研究單位直屬美國政府衛生部門。

腸道是人類的第二個大腦，腸道健康影響大腦健康，有關報道本人在這幾年間已經持續分享，腸道健康也是癲癇的起因，這是比較新的研究結果。

改善腸道健康最有效和安全的方法是補充益生菌，直接改變腸道中惡菌當道的情況。我在專欄也多次報道，市面上充斥各種各樣的益生菌，只有「食療主義」的「瑞典四益菌」可能是世界上唯一通過人體實驗、證明能夠直達大腸並可以有效改善腸道健康的商業性益生菌。

這兩篇文章分享了證明能夠改善柏金遜症和癲癇症的最新方向，包括運動、服用益生菌，也需要同時注意飲食結構和休息時間。飲食可以提升或者損壞腸道和大腦細胞抗氧化的能力，以下的食物可增加抗氧化成分，減輕自由基對腦細胞的損傷，包括維他命C、維他命E，還有各種蔬果，包括：β胡蘿蔔素和類胡蘿蔔素、綠色和黃色的蔬菜和水果，還有蘆筍、綠花椰菜、甜菜頭、辣椒、橙、草莓、花椰菜、球芽甘藍（俗稱小捲心菜、小椰菜，味道微苦）、各種堅果和葵花子。

破壞腸道和腦細胞的食物是過量的糖，還有一切人造色素和反式脂肪。科學對大腦健康的最新指引是一切歸零：健康從健康飲食開始！

腸道細菌可能是腦神經疾病的主要原因，包括中風、老人癡呆、柏金遜、癲癇、自閉症、多動症、運動神經失常症等。

這樣洗碗平、靚、正！

對注意健康和注重安全消費的人來說，近期最受注意的新聞可能是洗潔精的安全評估了。據《經濟日報》的報道，香港消委會公佈了市面洗潔精對皮膚的安全度和有效性，測試結果顯示，花費最多和最少的洗潔精均屬「一般配方」，但費用相差逾15倍。

最便宜的「勞工牌檸檬洗潔精」，每洗100隻碟只需$0.32；至於最貴的「ATTITUDE洗潔精」，每洗100隻碟高達$5.21；若要選用沒添加香料或合成香料的產品，可考慮「ECOS」和「ecover」。消委會提醒消費者留意有些洗潔精含有不利皮膚的化學劑，包括一些所謂「可洗蔬果洗潔精」。同時建議，為了保護手的皮膚，水溫不可太熱，洗的時間不適合長，洗潔精不適合多放。

我們家早就限制用洗潔精，市面有種洗碗用的、用多層棉布織造的小方布，清洗油迹的效果很好，平時就靠這塊小方布洗碗碟，之後用肥皂清洗小方布。但也預備一瓶洗潔精，根據我老婆的經驗，先稀釋最少十倍的清水，即一瓶洗潔精可以兑十瓶清水。用空瓶倒出來一些洗潔精，大概以一比十的比例加滿清水，剩下來的「原漿」收起來。倒出來的稀釋洗潔精可能已沒有泡沫，但泡沫其實只是商品化後的產物，是否有泡沫對洗滌並沒有甚麼關係。

用棉小方布加上稀釋洗潔精的方法比較環保，對皮膚的傷害肯定降到最低，關鍵是碗碟一樣清洗得乾乾淨淨、便宜、安全又有效！平時遇上家中缺人做家務，我肯定搶住做清潔工，因為技術含量比較低，家人都放心。不過，洗碗碟還是需要一個程序，首先用毛刷、清水沖洗掉殘羹，再……不敢寫下去了，很多師奶已經開始笑。

消委會提醒消費者留意有些洗潔精含有不利皮膚的化學劑，包括一些所謂「可洗蔬果洗潔精」。同時建議，為了保護手的皮膚，水溫不可太熱，洗的時間不適合長，洗潔精不適合多放。

本書功能依個人體質、病史、年齡、用量、季節、性別而有所不同，若您有不適，仍應遵照專業醫師個別之建議與診斷為宜。

嚴浩食療　你食得健康嗎？

編著
嚴浩

編輯
謝妙華

美術統籌
羅美齡

美術設計
Carol　Kammy

排版
何秋雲

出版者
萬里機構出版有限公司
香港鰂魚涌英皇道1065號東達中心1305室
電話：2564 7511
傳真：2565 5539
電郵：info@wanlibk.com
網址：http://www.wanlibk.com
http://www.facebook.com/formspub

發行者
香港聯合書刊物流有限公司
香港新界大埔汀麗路 36 號
中華商務印刷大廈 3 字樓
電話：2150 2100
傳真：2407 3062
電郵：info@suplogistics.com.hk

承印者
美雅印刷製本有限公司

出版日期
二零一八年七月第一次印刷

ISBN 978-962-14-6760-7